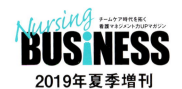

Nursing BUSiNESS
2019年夏季増刊

思考を"可視化"して成果をあげる！

問題がみるみる解決する
実践！看護フレームワーク思考

Basic 20 + 活用事例

編著
川口 雅裕
（組織人事研究者）

髙須 久美子
（社会医療法人美杉会グループ
理事・看護部教育部長）

MCメディカ出版

■はじめに

フレームワークを生かすために大切なこと

　さまざまな「思考法」が流行り、同時に「フレームワーク」を使って思考する効果が広く知られるようになって、これまで非常に多くの人たちがフレームワークを学んできました。しかしながら私には、それによって経営、マネジメント、さまざまな企画や業務改善、会議・コミュニケーションなどが進化してきたようには思えません。

　なぜ、フレームワークが学びだけに終わってしまい、仕事に生かされないのでしょうか。

　思考には、きっかけが必要です。当たり前ですが、考えてみようとする素材やテーマがあり、それがきっかけとなって思考はスタートします。残念ながら、思考の対象となる素材やテーマを発見できない人には、せっかく学んだフレームワークも生かせないということです。

　では、思考のきっかけとなる素材やテーマを発見するために必要なのは、何でしょうか。

　それは、現状への違和感や健全な批判精神、強い改善意識、理想的な状態を実現しようとする欲求などです。素朴な疑問や、不思議に思うことを流してしまわない態度。おかしいと感じる状況や、変えるべき点、やめるべきことなどを見つけようとする姿勢。こうありたいという理想像を描き、それに少しずつでも近づこうとする意欲。これらが、思考のきっかけとなる素材やテーマを発見させてくれます。

　また、管理者が、個人としてこれらの要素を備えるだけでは十分とは言えません。マネジメントに関することから現場の実務的な細かい事項まで、管理者がそれらすべてをカバーするには、思考に値する素材やテーマは身の回りにあふれ過ぎているからです。したがって、メンバー各々が前述したような姿勢・意欲を持てるような組織風土を醸成すること。これが、管理者の重要な役割となります。

　立場や役割にとらわれず、誰でも素朴な疑問を口にできる。そして、思いついた改善策を気軽に提案できる。多様なアイデアを否定せず受け入れ、皆でそれを進化させていく。全体で理想を共有し、徐々にでもその実現に向かおうとしている。このようなチーム、すなわち"思考する組織"にとって、フレームワークは大いに学びがいのあるものであり、大きな武器として機能するはずです。

　本誌は、2015年に刊行したナーシングビジネス秋季増刊『マネジメントの基本概念が図解でわかる　速習！看護管理者のためのフレームワーク思考53』の反響を受けて企画したものです。好評をいただく一方、現場での使い方がわからないという声も寄せられ、その課題をクリアするための内容を盛り込んでいます。ご興味のある方は、本誌と併せて前誌にも目を通していただければと思います。

　本誌が、思考のきっかけを生み出すヒントとなり、皆さんが所属する組織が"思考する組織"になるための一助となれば幸いです。

2019年6月

組織人事研究者　川口雅裕

フレームワークで発見と想像力を膨らませよう

　フレームワークと聞くと、「なんか難しそう」、「一般企業だけで使われているものではないの？」なんて思う人もいらっしゃるかもしれません。しかし、医療や看護の世界でも十分に使えるものが意外にたくさんあります。たとえばSWOT分析などは、目標管理でも学んだことがある人も多いかと思いますし、PDCAサイクルを回す、5W1Hで報告する、業務の効率化を図る、会議の時間を短縮するなど、知らず知らずに活用していることもあるのではないでしょうか。当院では、毎年、春にその年度の取り組み課題を発表しますが、このときはBSCのフレームを活用して、医師、看護師、コメディカルがそれぞれの立場から目標を立てて報告しています。

　ひとつのフレームワークを使う場合もあれば、さまざまなフレームを組み合わせて使い、分析を行っていくこともあります。だんだん慣れてくると頭の中にフレームができて、考え方もスマートになっていきます。

　作業効率が悪いとか、思ったように成果が出せないなんてことはありませんか？　その理由はどこにあるのか、組織的なものなのか、個人的なものなのか、それとも病棟運営に関するものなのか、外部環境や内部環境はどうかと、一つずつフレームに当てはめて見ていきます。そして、医療を取り巻く環境全体を鳥の目で見渡してみたり、虫の目で現場の意見を聞いてみたりなど、「ちょっとどうかな」と行きづまったとき、フレームに当てはめてみてはいかがでしょうか。使っているうちに頭の整理ができ、新たな気づきや発見につながることもあるはずです。

　会議や委員会、教育の場面でも活用できるフレームはたくさんあります。私たちが研修のシステムとして使っているクリニカルラダーもフレームワークのひとつと言えます。まずは「個人の目標管理に活用したい」、「チーム活動を活性化したい」から始めてみてはいかがでしょう。そして、慣れてくれば、「業務改善」から「大きなプロジェクト」に展開を広げていくことも可能ではないでしょうか。ちょっとした問題や出来事があればそこがチャンスです。一度使ってみると「案外いける！」と思うことがあるかもしれません。フレームワークに従って思考をまとめていくうちに考える癖がつき、新たな問題が発生したときにもスムーズな解決を導いてくれるかもしれません。慣れてきたら、白い紙一枚で解決のチャンスをつかむこともできるでしょう。肩の力を抜いてぜひ、自分に合うフレームを見つけてください。発見と想像力がどんどん膨らんで、新しい自分へと導いてくれると思います。

　本誌が、皆さんにもっと気軽に「フレームワークを活用してみよう」と思っていただくきっかけになることを願っています。

2019年6月

社会医療法人美杉会グループ　理事・看護部教育部長　髙須久美子

ナーシングビジネス 2019 年夏季増刊

思考を"可視化"して成果をあげる！

問題がみるみる解決する
実践！看護フレームワーク思考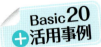

Contents

はじめに ……………………………… 2
編者・執筆者一覧 ………………… 7

第1章 看護管理者お役立ちフレームワーク厳選20

① 状況を分析するフレームワーク

1. ロジックツリー ……………………………………………… 10
2. PEST分析 …………………………………………………… 12
3. 3C分析 ……………………………………………………… 14
4. バリュー・チェーン分析 …………………………………… 16
5. VRIO ………………………………………………………… 18
6. アンゾフの成長マトリクス ………………………………… 20
7. ファイブ・フォース分析 …………………………………… 22
8. SWOT分析 ………………………………………………… 24

② 戦略を構築するフレームワーク

9. TOWS分析 ………………………………………………… 26
10. ビジネスモデルキャンバス ………………………………… 28

③ 実行計画へ落としこむフレームワーク

- 11 プロダクトポートフォリオマネジメント（PPM） ……… 30
- 12 7S ……… 32
- 13 3M（ヒト・モノ・カネ） ……… 34

④ 提案・企画開発のためのフレームワーク

- 14 STP分析 ……… 36
- 15 4P分析（マーケティングの4P） ……… 38
- 16 4C分析（マーケティングの4C） ……… 40
- 17 AIDMA ……… 42
- 18 AISAS ……… 44

⑤ 計画を実行するためのフレームワーク

- 19 5W1H ……… 46
- 20 PDCA ……… 48

第2章　フレームワーク活用レシピ

- 1 目標管理に使えるフレームワーク ……… 52
- 2 スタッフ教育、指導に使えるフレームワーク ……… 65
- 3 委員会の運営に使えるフレームワーク ……… 77
- 4 業務改善提案や交渉に使えるフレームワーク ……… 91

第3章 フレームワーク活用事例

1. フレームワークを使った感染対策の取り組み ……… 100
2. フレームワークを使ってスタッフ指導や業務改善の効果を上げる ……… 109
3. フレームワークを使った事業所行事の企画・運営の取り組み ……… 122
4. ワーク・ライフ・バランス推進事業におけるフレームワーク活用 ……… 131

フレームワークさくいん ……… 143

第2章・第3章では、前冊『マネジメントの基本概念が図解でわかる　速習！看護管理者のためのフレームワーク思考53』で解説したフレームも登場します。ぜひ前冊も併せてご覧ください。

編者・執筆者一覧

編著

川口雅裕
組織人事研究者【1章本文】

髙須久美子
社会医療法人美杉会グループ　理事・看護部教育部長【1章「病棟エピソード」、2章】

執筆（掲載順）

三浦利恵子
社会医療法人美杉会　佐藤病院　医療安全管理室　師長　感染管理認定看護師【3章1】

和栗裕子
社会医療法人美杉会　佐藤病院　病棟師長　認定看護管理者【3章2】

大橋奈美
医療法人ハートフリーやすらぎ　常務理事
訪問看護ステーションハートフリーやすらぎ管理者　訪問看護認定看護師【3章3】

星田朋子
医療法人正雅会　辻本病院　看護部長【3章4】

第 1 章

看護管理者
お役立ちフレームワーク厳選 20

執筆
川口雅裕　組織人事研究者　（本文）
髙須久美子　社会医療法人美杉会グループ　理事・看護部教育部長（病棟エピソード）

看護管理の場面に活用できるフレームワークを 5 つのテーマ別に整理し、厳選した 20 本について、基本・応用の視点で解説します。また、それぞれのフレームワークの具体的な活用例として「病棟エピソード」を紹介しています。

①状況を分析するフレームワーク
1　ロジックツリー ……………………… 10
2　PEST 分析 …………………………… 12
3　3C 分析 ……………………………… 14
4　バリュー・チェーン分析 …………… 16
5　VRIO ………………………………… 18
6　アンゾフの成長マトリクス ………… 20
7　ファイブ・フォース分析 …………… 22
8　SWOT 分析 ………………………… 24

②戦略を構築するフレームワーク
9　TOWS 分析 ………………………… 26
10　ビジネスモデルキャンバス ………… 28

③実行計画へ落としこむフレームワーク
11　プロダクトポートフォリオマネジメント
　　（PPM） ……………………………… 30
12　7S ……………………………………… 32
13　3M（ヒト・モノ・カネ）…………… 34

④提案・企画開発のためのフレームワーク
14　STP 分析 …………………………… 36
15　4P 分析（マーケティングの 4P）…… 38
16　4C 分析（マーケティングの 4C）…… 40
17　AIDMA ……………………………… 42
18　AISAS ……………………………… 44

⑤計画を実行するためのフレームワーク
19　5W1H ………………………………… 46
20　PDCA ………………………………… 48

1 ロジックツリー
線でつないで、理路整然と思考する

筋道立てて考えるのに、箇条書きは向いていません。下に項目を足しているだけで、項目同士の関係が可視化されないからです。ロジックツリーで、項目間の関係がわかるように線でつなげていくのが、理路整然と思考するコツです。

基本 モレなく、因果関係が明確なものを出し尽くす

　ある事象が起こった原因は何か。下に線を引き、考えられる原因をいくつも出していきます。そうしてできあがるのが図のようなロジックツリーです。ポイントは2つ。原因は1つだけではありませんから、モレがないように出し尽くすこと。もう1つは、起こった事象とは関係がないもの（因果関係が認められないようなもの）を含めないことです。簡単にできたと思わず、「なぜそうなったのだろう？（Why so?）」と問い続けながら、粘り強くロジックツリーを完成させていきましょう。

　逆のパターンでも、ロジックツリーが使えます。まず、起こっているさまざまな状況を並列に書き出し、それらから線を出して上の枠に入るものを考えるという思考です。並列に書かれた情報を見ながら、「だから、どういうこと？（So what?）」「では、どうすればいい？」と考えていきます。ここでも、並列に書く情報にはモレがないこと、上の枠に書いたものとちゃんと因果関係があることが大切だということを忘れてはいけません。

応用 ざっくり全体をつくった後にじっくり検討する

　「モレがない」「因果関係が明確なこと」は大事なのですが、モレがない状態をつくるのは容易ではありませんし、丁寧に因果関係を考えていたら時間がいくらあっても足りないのも現実です。ですから、まずはモレも因果関係も気にせず、ざっくりと全体をつくってから、じっくりと皆で検討したほうがよいロジックツリーができあがります。

　そして、1つのロジックツリーが完成したら、別の視点から新しいツリーをつくってみるといった粘り強い思考姿勢も大切です。

　また、どんなフレームワークもそうですが、ロジックツリーも万能ではありません。ロジックツリーでは導けない優れたアイデアは必ずあります。ですから、ロジックツリー（の因果関係）に当てはまらないからといって排除してしまわず、どこかに残しておくような姿勢も大切です。

●箇条書きより思考が広がる

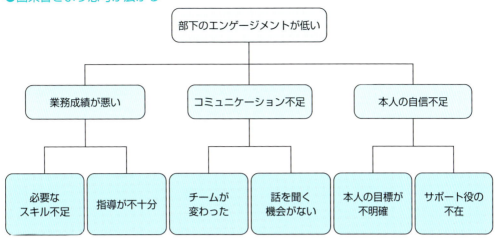

> 第1章 看護管理者お役立ちフレームワーク厳選20
>
> ❶ 状況を分析するフレームワーク

病棟エピソード　時間外勤務の理由を把握

　看護師の時間外勤務に焦点を当ててみます。

　まず、時間外勤務が多い部署とそうではない部署があります。そして、時間外勤務が多い理由には、看護部に関する理由、医師に関する理由、それ以外の理由があります。

　看護に関する理由には、気兼ねして帰りにくい、師長の声かけが足りないなどがあります。医師に関する理由には、指示出し時間が守られない、予定時間に手術が開始しないなどがあります。それ以外の理由には、看護の免許がいらない仕事を看護補助者やほかの職種に移行できていないなどが考えられます。

　これらに対して1つひとつ対策を立てていくようにすれば解決策が見えてきます。

●時間外勤務が多い理由を考える

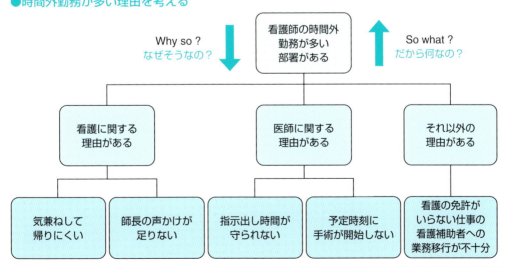

2 PEST分析
高い視点、大きな視野で考えてみる

政治・経済・社会・技術の4つの視点から、現在起こっている状況の理解や分析をしたり、これから起こりそうな状況を予測したりするフレームワークです。目の前の出来事にとらわれず、大きな視点から考えてみましょう。

基本 誰もが逃れられない4つの影響から、業界・ビジネス・仕事を見つめ直す

　政治的な影響（Political）とは、規制の強化・緩和、税制など法改正によることが中心になりますが、その背景となる政権の方針・姿勢も重要です。経済的な影響（Economic）とは、物価や株価や雇用・所得といったさまざまな数値や統計が映し出している景気の動向のことです。社会的な影響（Social）は、人口の増減や移動、世論の動向、流行やライフスタイルから見られる人々の価値観の変化などを意味しています。技術的影響（Technological）は、新しい技術の発達・進化や普及のことです。これら4つの影響からは、どのような業界・仕事も逃れられません。このような大きな視点から、自分たちの業界・ビジネス・仕事を見つめ直すことは有意義な機会になります。

応用 ある程度の人数で行うと効果的

　PEST分析は、どのような未来が訪れるか（それに向かって今、何をすべきか）を考える「未来予想」に使われることが多いフレームワークです。しかし、未来にどんな変化が起こるかは誰にも正確には予想できませんので、往々にして曖昧で中途半端な結論に終わってしまいがちです。

　ぜひやっていただきたいと思うのは、「現在の業界や仕事の状況は、何にどのような影響を受けた結果なのか」を、PESTを使って考えてみることです。政治・経済・社会・技術のさまざまな影響を受けて、業界や仕事が現在の姿になっていることがわかれば、今の業務を見直すきっかけになります。また、過去を振り返れば、大きな流れがある程度は見えてきますから、「予想」もしやすくなるはずです。

　PEST分析は、ある程度の人数が集まって行うと良いでしょう。政治・経済・社会・技術に幅広く関心を持っている人は少ないですし、関心のあるニュースなども人や性別、年代によってかなり違いますから、1～2人で行っても偏ったものになる可能性が高くなるからです。

第1章 看護管理者お役立ちフレームワーク厳選20

① 状況を分析するフレームワーク

●時代の流れから考えてみる

政治（Political）
・法律改正
・政権交代
・税制（増税、減税） など

社会（Social）
・人口動態
・流行
・価値観の変化 など

経済（Economic）
・景気動向
・為替
・物価 など

技術（Technological）
・ICT、IoT、AI など
・インフラ整備
・各種技術革新 など

> **病棟エピソード** マクロな視点でどのような影響があるかを考える

病院、看護部を取り巻く環境をマクロに分析し、どのような影響を受けるのかを把握するときに役立ちます。

●どんな影響が考えられるか？

政治（Political）
診療報酬改定や介護報酬改定、重症度、医療・看護必要度の改定、消費税の引き上げなどがあげられます。病院機能分化も進み、すみわけが本格化する中、看護部として急性期で生き残るためには何を取り組むべきか、そして消費税対策として経費削減にも取り組む必要があります。

社会（Social）
社会環境や人口動態、多様化、ライフスタイルの変化などの分析を行い、自院のマーケティング戦略を検討します。訪問看護師不足、少子高齢化をいかにビジネスチャンスととらえ事業展開していくかが求められます。そこに看護部としてどう関わるかを考え、たとえば訪問看護に力を入れるため、新卒から育成するプログラムを立案するなど、シルバービジネスのチャンスを最大限に生かす戦略を立てることができます。

経済（Economic）
経済成長率や個人消費の動向、株価や金利、為替相場の推移など経済に関わる環境を分析します。たとえば医療費や保険組合の財政難、DPC化の推進、訪問看護の大規模化や病院の合併・グループ化など、マクロな視点から看護部を見なければなりません。

技術（Technological）
インターネットやスマートフォン、タブレットの普及に伴い、当院も紙カルテから電子カルテへと変わり、外来やOP室ではタブレットも大活躍しています。また看護技術という側面から考えると2017年から特定行為の研修が本格化しています。看護部としても認定看護師の育成や特定行為研修の推進に力を入れているところです。導入の経費や取り入れた後の影響についても検討していく必要があります。

3 3C分析
顧客や競合の変化からとらえなおす

前掲の「2 PEST分析」より、もう少し身近な視点で状況を分析するフレームワークです。自分たちが置かれている状況について、「顧客」「競合」「自組織」は、それぞれどのようになっているのか（なりそうか）を分析します。

基本　どんな組織においても無視できない3つの視点

　改善策や対策を考えようとするとき、どうしても自分たちの組織の至らない部分（ダメなところ）だけにフォーカスしてしまいがちです。しかし、顧客や競合の変化を無視・軽視したまま立てた内向きの策には、あまり効果は期待できません。3C分析は、どんな組織においても無視できない（してはならない）視点を提示しています。

　顧客（Customer）は以前に比べてどうなってきたか、これからどうなりそうか、さまざまな事例や声、データを参照しながら検討しましょう。次に、競合（Competitor）となるほかの医療機関などがどのように変わってきたかも知る必要があります。最後に、自組織（Company）がどのように変わってきたか、このままだとどうなっていきそうかについて検討します。これらを総合的に見たうえで、どのような改善策や対策が効果的なのかを考えるようにします。

応用　「競合（Competitor）」は広い視野でとらえることが大切

　3つの中で、知ることが難しいのは「競合（Competitor）」です。競合となっている具体的な組織の内部情報がオープンになっているはずはありませんし、噂や口コミが十分信用できるわけでもないからです。実際には、外から見える範囲、お客様や同業者の声、業界の一般的な動向などから類推するのがせいぜいです。したがって、「競合（Competitor）」の部分はある程度、限界があると思っておいて構いません。

　ただし、「競合（Competitor）」は、広くとらえる必要があります。ハンバーガーや牛丼屋のフランチャイズチェーンの競合は、同業態だけではなくコンビニエンスストア（の弁当など）も含まれます。同じように、病院の競合は病院だけとは限りません。昔なら病院に来ていた人が、インターネット上の情報を見て安心し、事足りる状況になっていることも多いはずです。そうであれば、病院や看護師の仕事の少なくとも一部は、インターネットが競合になっているということです。「競合（Competitor）」は、広い視野でとらえることが大切です。

●「競合」は広くとらえる

```
        ┌─────────────────────────┐
        │      自社（Company）      │
        │ ・自社の強み／弱み        │
        │ ・どのような評価を受けているか │
        └─────────────────────────┘

┌─────────────────────┐   ┌─────────────────────────────┐
│   顧客（Customer）    │   │     競合（Competitor）        │
│ ・どんな人が顧客なのか │   │ ・競合他社の現在の状況／市場シェア │
│ ・顧客のニーズにはどのようなものがあるか │ │ ・競合他社のどのような影響を受けているか │
│                     │   │ ・競合他社の強み／弱み         │
└─────────────────────┘   └─────────────────────────────┘
```

病棟エピソード　3つのCで事業の可能性を探る

■顧客のニーズを把握する Customer 分析

　当グループではモニター会が月1回開催され、地域住民の代表の方々からご意見をいただくシステムがあります。このシステムを生かし、市場環境や顧客ニーズについて考え、グループ全体で切れ目のない医療や介護を提供できる地域包括ケアを実践しています。新たな事業展開を検討する際、Customer 分析は重要な要素となります。

■ライバルの動きを分析する Competitor 分析

　当院がある大阪府北河内圏域は、中小病院だけでも約50施設が存在し、介護系の施設も近隣に多数あることから福祉銀座といわれています。これだけ競合他社がひしめいているため、常に動向に注意を払う必要があります。競合他社と同じ医療や介護を提供していては、顧客に選ばれる可能性は低くなります。当グループを顧客に選んでもらうためには、競合他社が提供していないことを行う必要があります。たとえばリニアックによる高精度放射線治療や、訪問看護・訪問リハビリテーションに加えて配食サービスとして治療食をお届けするといったことも実施しています。

■自社の強みを生かす Company 分析

　早期から在宅医療や訪問看護を手がけ、急性期から慢性期、ターミナルまで一貫してみることができる地域包括ケアは当院の大きな強みです。またがん治療にも力を入れ、がん診療拠点病院として認められていることも大きな強みです。

　しかしこれらに甘んじるのではなく、組織全体で3Cを意識して取り組むことが管理者に求められていると考えます。

4 バリュー・チェーン分析
どこでどんな価値が生まれているか？

あらゆる組織は、その事業を通して顧客に価値を提供しています。では、どの過程でどんな価値が提供され、どの過程が優れているのか、または劣っているのか。これを分析し、改善策を考えるヒントにするためのフレームワークです。

基本 各段階が効果的かどうかを検証する

　製造業では、［資材や部品の購買］→［組み立て・製造］→［出荷］→［販売］→［アフターサービス］といった流れで顧客にモノが流れます。これが「主活動」。この流れを支える仕組みとして、技術開発、人事管理、財務管理といったものがあり、これらを「支援活動」と呼びます。これらのプロセスを図のように描き出し、それぞれの段階で発生しているコスト（時間、費用、人件費など）を明確にしていきます。そのうえで、どの段階が効果的か、そうでないかを検証し、効果的でない段階の改善策を検討します。

応用 モノやサービスそのものではなく、顧客が得た「満足」に価値がある

　モノ（商品）やサービスそのものは、価値（バリュー）ではありません。モノやサービスによって顧客が得ることができた満足（欲求の充足、不安・不満の解消）に、価値があるのです。ここの理解が非常に重要です。

　看護は、患者・家族・医師などを対象に行われますが、その行為や言動そのものに価値があるのではありません。対象それぞれの欲求をどれくらい満たしたか、その程度が価値を測る尺度なのです。

　モノやサービスを顧客に提供するまでのプロセス（各過程のつながり）を図にしたものを、「サプライ・チェーン（供給連鎖）」といいます。それに対して、価値を顧客に提供するまでのプロセスが「バリュー・チェーン」です。モノやサービスは一様ですが、価値は顧客によってさまざまです。したがって、サプライ・チェーンは1つですが、バリュー・チェーンは「価値」をどのように設定するかによってさまざまに描くことができます。

　モノやサービスを提供するプロセスを検討するサプライ・チェーンも、業務改善やコストダウンに効果的ですから、やってみていただきたいと思いますが、患者・家

●価値創出のプロセスを検証

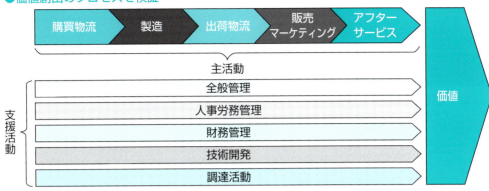

族・医師などの目線に立ち、「顧客にとっての価値は何か」を深く考え、その価値を提供するプロセスを描くバリュー・チェーンによる業務改善にも、ぜひ挑戦していただきたいと思います。

> **病棟エピソード　プロセスフローで課題・問題点を見つけ出す**
>
> このフレームワークを病院に当てはめるときは、たとえばプロセスフローで分けて課題・改善点を見つけていくとわかりやすいです。
>
> 当院はがん診療拠点病院です。そこで患者さんの動きを細かく分けてみると、患者さんは受付→検査・診察→入院治療・外来治療→外来・地域連携室→逆紹介→在宅医療・緩和ケア・施設などと動くことになります。次に外来は紹介状あり・紹介状なし（walk in）・救急に分かれます。検査はあり・なし、診察は乳がん専門外来・泌尿器センター・紹介外科など専門科に分かれ、治療は化学療法・手術・放射線治療に分かれます。外来は、セカンドオピニオンとして紹介する場合もあれば、もっと高度な最先端医療を望まれて大学病院へ紹介ということもあります。そしてある程度の治療が終われば会計、その後は帰宅で在宅へ帰るか介護施設または緩和ケア施設への入所とつながります。
>
> それらをさらに細かく分析していきます。バリュー・チェーンはこぢんまり考えるよりも、いろいろな部署と相談しながら情報収集すると全体像が見やすくなります。

●病院の課題・改善点を探る

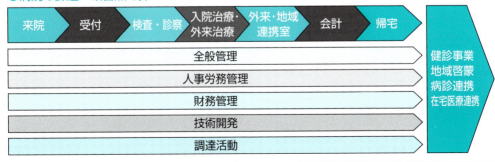

5 VRIO
「珍しい」「まねされない」を目指そう

「3 3C分析」に、「自組織（Company）」がありました。VRIOは、この「自組織」を4つの要素に分解したものです。単独で自分の組織について考えるときも使えますし、3C分析を行うときにセットで使うのもよいでしょう。

基本　経営資源の強みや改善点などを4つの視点から検討

　VRIO分析は、自分たちの経営資源（人・モノ・金・情報など）の強み、改善点などを経済的価値（Value）、希少性（Rarity）、模倣困難性（Inimitability）、組織（Organization）の4つの視点から検討するものです。

　経済的価値（Value）は、自分たちの組織が保有している人材や物的資本、資金、情報の質・量は、市場から見てどれくらいの価値があるか（どれくらいの値段がつけられるか）、ということ。次に、希少性（Rarity）は、それらの経営資源は現在、市場においてどれくらい希少なのか（数が少ないのか）ということ。模倣困難性（Inimitability）は、競合などにまねをされにくいかどうか。最後の、組織（Organization）は、持っている経営資源をうまく成果に結びつけられる組織体制、組織風土になっているかということです。

応用　希少性と模倣困難性という観点で見直すことが大切

　4つとも重要な視点ではありますが、経済的価値（Value）の向上は、経営マターである部分も多く、現場ですぐに成果を出すのが難しい視点です。また、組織（Organization）については、役割分担の変更や会議体の工夫、相互理解を進める機会やコミュニケーションの改善など、すでにさまざまな工夫が継続されていることでしょう。

　一方で、軽視しがちなのが希少性（Rarity）と模倣困難性（Inimitability）です。「ほかの病院でもやっているから、ウチでもやってみよう」というだけでは、いくらよい取り組みでも希少性は低く、簡単にまねをされてしまいますから、強みにはなりません。単に取り入れるだけではなく、独自の工夫を凝らしてみることや、マニュアル化や徹底の度合いを高めて簡単にはまねできないレベルを目指すという発想が大切です。また、「ほかではやっていないから」「前例がないから」実行に移さないという発想も、希少性や模倣困難性を低くしてしまう要因になります。

　学習やトレーニングについても、「皆が知っているから」「どこでもやっているから」

●評価ランクをつけても面白い

VRIO分析のテンプレート		
評価の視点	評価	評価理由
Value：価値	A/B/C	:
Rarity：希少性	A/B/C	:
Inimitability：模倣困難性	A/B/C	:
Organization：組織有効活用	A/B/C	:

という理由で行うだけではなく、「ほかではやっていないから」「誰も目をつけていないから」という視点で取り組むことが大切です。前例や横並びではなく、希少性や模倣困難性という観点から、さまざまなものを見直してみましょう。

❶ 状況を分析するフレームワーク

病棟エピソード　自分たちの経営資源について分析する

地域住民の声に耳を傾けて地域に根差したサービスを展開してきた当グループは、いち早く地域包括ケアに着眼しました。当グループの経営資源について整理してみます。これら一つひとつに対してPDCAサイクルを回しながら、持続的競争優位と資源の最大活用を目指していく必要があります。

●持続的競争優位と資源の最大活用を目指す

Value（経済価値）としては、グループ内に急性期医療を行う病院や慢性期の医療を担う病院から介護施設、在宅医療、訪問看護が連携している点があげられます。

Rarity（希少性）としては120床ですが、がん診療拠点病院という点があげられます。地域包括ケアを行いながら専門性も特化し、とくにがん治療に力を入れている点は評価されると考えます。隣の病院とどこが違うの？　と問われたときに「ここがウリです」と答えられるものが必要です。

Inimitability（模倣困難性）としては、このがん診療拠点に指定されるためには認定看護師が必要です。中小病院における認定看護師の取得はまだまだ限られているため、トップの理解がなければ難しいと思います。また当グループでは認定看護師だけでなくいち早く特定行為研修にも力を入れています。人にまねをされる前に先手を打っていく必要があります。

Organization（組織）としては、組織内にある26施設69事業所（2019.3.1現在）があげられます。これらの施設が一丸となって同じ方向に向かうため、当グループでは、毎朝8時30分から朝礼と会議が行われています。これは、創業者である理事長の「情報を共有しないで経営するのは目を閉じて運転するのと同じ」という考えからです。情報の共有が主目的ですが、とくに重要な理事・部長会議、主任会議、経営会議は月に1回、水曜日の朝8時から幹部職員対象に行われ、グループ内の情報は、経常利益に至るまですべてが発表され、病院経営に関する数字もオープンにされています。そして、金曜日にはそのデータを朝礼で報告し、皆が共有できるシステムとなっています。

6 アンゾフの成長マトリクス
現在の技術と顧客を起点に、成長を描く

事業の成長・拡大を図ろうとする際のアイデア出しに使われるフレームワークです。縦軸に「市場」、横軸に「製品」を取り、それぞれ「既存」「新規」で区分して4象限のマトリクスとしたものです。

基本 長く続く組織であるためには、変化し続けることが必要

　どのような企業も、主力の製品（サービス）を一定の市場に提供しています。しかし、そのまま何もしなければ、同じような製品が投入されて差別化が難しくなりますし、顧客も飽きてきます。つまり、衰退してしまいます。

　このような事態を避けるには、主力の製品を現在とは異なる新しい市場に展開できないか、現在の市場に対して新しい製品を投入できないか、といった発想が必要になってきます。規模によらず、長く生き残ってきた企業は、もれなくこのような発想を大切にし、製品（サービス）の改良・変更、新市場の開拓、多角化を図ってきています。長く続く組織であるために変化し続けなければならないのは、医療機関であっても変わりません。

応用 さらなる成長・拡大が望めるものを探し出す

　医療や看護の場合、「製品」を「サービス（技術・知識）」に、「市場」を「顧客」と言い換えるとわかりやすいでしょう。

　第一象限では、現状のサービス（技術・知識）を、現状の顧客（患者）にもっと知ってもらい、使ってもらうにはどうすればよいかと考えます。広告・ポスター、セミナー開催、ホームページの改善、ツールの見直し、コミュニケーションの工夫などが考えられるでしょう。

　第二象限は、新しいサービス（技術・知識）をつくりだす（身につける）ことによって、現状のお客さまに対してこれまでとは異なる価値を提供できないかという発想です。新規開拓ではなく、同じお客さまのほかのお困りやお悩みに対し、新しいサービス（技術・知識）を提供します。それには、目の前の顧客をよく観察し、その話を傾聴することがポイントです。

　第三象限は、現状のサービス（技術・知識）を、新しいお客さまに提供できないかと発想します。自分たちの強みや得意分野は何かを突き詰めて考え、それを欲してい

●大事なのは顧客を知ること

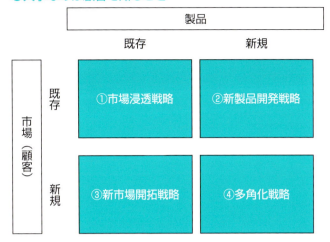

る人たちは誰なのかという思考のプロセスです。

第四象限は、新しいサービスを新しい顧客に提供するという難しい話なので、第一から第三象限までに時間をかければよいと思います。

病棟エピソード　成長・拡大できそうな領域を探る

縦軸となる市場・ニーズは地域住民つまり病院を利用するすべての人々として、横軸は医療や看護サービスそのもの、提供される技術や知識などとした場合で考えてみます。

●成長・拡大できそうな領域はどこ？

	医療や看護サービスそのもの、提供される技術や知識など	
市場・ニーズ：地域住民（病院を利用するすべての人々）	**市場浸透戦略：既存の市場で既存の商品を販売する** 　市場浸透戦略として「救急やがん治療を頑張っている病院だよ」と地域の方々に理解してもらう。 　たとえば、外来患者数UP作戦、健康教室の開催、ふれあいだより（広報誌）の活用、ジェネラリスト看護師の質向上に向けた教育ツールの見直しなど。	**新製品開発戦略：既存の市場に新規の商品を販売する** 　患者満足向上、待ち時間対策として混み具合をネット上に表示する取り組みや、LINEを活用したお知らせの定期配信など。
	新市場開拓戦略：新規の市場に既存の商品を販売する 　健診センターとの連携や企業健診の拡充など。 　がんサロンや放射線治療ツアーなど、がんに関連した新規開拓作戦。	**多角化戦略：新規の市場に新規の商品を販売する** 　特定行為研修を修了した看護師や認定看護師を活用した看護外来の開設など。

7 ファイブ・フォース分析
脅威は、同業界だけではない

どのような業界もさまざまな脅威にさらされています。また、脅威は多様に変化していきます。ファイブ・フォース分析は、適切なかじ取りを行えるよう、脅威を5つに分け、的確にそれを認識しようとするものです。

基本 あらゆる脅威を洗い出す

　右ページの図の中央の「同業との競争の脅威」は、既存の同業同士が商品・サービスの質や価格や対応力などで競争し、（競争自体は問題ではありませんが）過剰になり激化すれば互いに疲弊してしまうことを表しています。

　図の上の「新規参入の脅威」は、同業が別の地域から移ってくる、新しく拠点を設けるといった事態、異業種や他業態から参入してくるといった事態のことです。図の下の「代替品や代替サービスの脅威」は、全く別の商品・サービスに取って代わられる、顧客が全く別の商品・サービスに乗り換えてしまうという脅威です。これらは競争環境に関わる脅威です。

　図の右の「買い手の交渉力の脅威」は、お客さまの立場が強くなることです。図の左の「売り手の交渉力の脅威」は、仕入先の立場が強くなること（仕入れ価格が上がるなど）です。

応用 「代替品の脅威」は、外形的な類似商品だけではない

　医療や看護に当てはめて考えてみましょう（「同業との競争」はわかりやすいので割愛します）。

　「新規参入の脅威」は、新しい医療機関が近くにできるのはもちろん、訪問診療・訪問介護、ITを使った遠隔医療なども該当するでしょう。「代替品の脅威」は、何らかの違う手段によって患者が満足してしまう（病院に行かなくなる）ような事態が生じるケースです。フィルムカメラがデジタルカメラに、レコードがCDやiTunesになるなど、代替品が既存の商品の市場をほぼ消滅させたような例は多くあります。代替品は同じ分野の物とは限りません。手軽に安く食事をすませたい人にとっては、コンビニの弁当やおにぎりは牛丼やハンバーガーの代替品になりえます。「代替品や代替サービスの脅威」は、外形的な類似商品だけに限らず、顧客のニーズを起点に考えなければなりません。

●脅威はどこにあるのか？

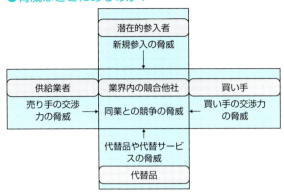

「買い手の交渉力の脅威」は、患者への情報提供・説明・合意にかけるパワーや、患者の要望に応えるためのコスト増などがあります。「売り手の交渉力の脅威」は、仕入れ価格以外にも、人材の採用・定着に関わる大変さが最近では大きいでしょう。

病棟エピソード　競争要因は何かを明らかにする

自施設の置かれた現状を踏まえて競争要因を考えてみます。
これをまとめるときには「PEST分析（12ページ）」と併用して行うとよいでしょう。

●競争要因は何？

1　新規参入の脅威
病院の脅威となるもの何かと考えたとき、近隣の慢性期病院が最近、大学病院の傘下となって救急を取り出したことがあげられます。H市の救急医療業界においてはこの参入は脅威であり、当院も負けないように救急応需率を上げるなど動向を探り対策を立てる必要があります。参入障壁を高くする工夫も必要です。

2　売り手の交渉力の脅威
売り手というところではさしずめ納品業者や医療機器メーカーなどととらえるべきでしょうか。当グループはSPDシステムを導入していますが、ある会議で医師が「手術材料や医療機器が他病院より安いのか高いのか事務部門は知っているのか？　それを私たちにもフィードバックしてほしい」と言っていました。まさにここがポイントとなります。定期的に相見積もりを取り、価格を見ていく必要があります。

5　同業との競争の脅威
H市および近隣市町村の病院、施設はどのようなものがあるか、何が競合となり得るか、競争相手に勝つためには生き残りをかけて何に取り組めばよいかなどを分析していきます。

3　買い手の交渉力の脅威
医療界における買い手とは、顧客としての患者となります。私たちの病院が提供するサービスを気に入らなければ患者は他病院へ流れてしまいます。そこでH市近隣の市町村や医療圏域内の人口動向や受診率、高齢化率などを把握し対策を立てていく必要があります。

4　代替品や代替サービスの脅威
当院では急性期医療から福祉施設、在宅医療、ターミナルまでを地域包括ケアとして提供しています。その代替サービスとしてどんなものが考えられるのか、また新規参入が力をつけてきたとき、対抗策としての代替となるものは何かを考えていきます。

8 SWOT分析
内外をプラス・マイナス両面で分析

内部の状況と外部環境について、それぞれをプラス面・マイナス面に分けてできる4つの枠に記述していきます。分析だけでなく、自分たちにとってのチャンスや、強化・改善すべき課題なども見出せます。

基本　思いつく限りのことを4つの枠に書き出す

　組織内部のプラス面は「強み（Strength）」、マイナス面は「弱み（Weakness）」。外部環境のプラス面は「機会（Opportunity）」、マイナス面は「脅威（Threat）」となります。「機会」はよいチャンスと思われること、「脅威」は自分たちの仕事や価値や存在を脅かす可能性のあることととらえてください。これら4つの枠に思いつく限りのことを書いていき、自分たちが置かれている内外の状況を明らかにしていきます。チームで行う際には、ホワイトボードに線を引いて4つに区切り、個々が付箋に書いたものを貼っていくようにするとわかりやすいと思います。

応用　書かれている内容を見て、これから取り組むべき課題を発見する

　強みや弱みは相対的なものですし、人によって見方も異なります。チームでやってみると、ある人が強みだと思っているものが、別の人が見ればそうでもない、いや弱みでもあるといったことが起こります。機会や脅威も同様です。このように、SWOT分析によってそう簡単に分析ができるとは限りませんが、チームのメンバーの見方をそろえる、共通の認識を持つようにするだけでも意味はありますし、時間はかかっても、内外の状況分析から課題を導くプロセスに皆で取り組むことは貴重であると思います。

　また、分析してみるだけではなく、書かれている内容を見ながら、これから取り組むべき課題を発見しようとする姿勢も大切です。強みの欄の記述から、「どのようにすればさらに強みが伸ばせるか。生かせるか？」、弱みの欄から、「どのようにして弱みを克服するか？」、機会の欄から「どのようにすれば、機会を上手に利用できるか？」、脅威の欄から「どのようにして脅威に対応するか？」といった問いを立てて、皆で議論してみてください。

第1章 看護管理者お役立ちフレームワーク厳選20

●プラス・マイナス両方に目配り

	プラス面	マイナス面
内部環境	強み（Strength） ： ： ：	弱み（Weakness） ： ： ：
外部環境	機会（Opportunity） ： ： ：	脅威（Threat） ： ： ：

❶状況を分析するフレームワーク

病棟エピソード　部署の取り組み事項をSWOT分析で導き出す

　この分析は看護管理の研修でも触れることが多いと思います。テーマを決めて考えるとき、また目標管理などに使うことができます。

　当グループでは毎年、その部署で何を取り組むかを臨時主任会議で発表します。BSCを用いて行いますが、基本となる内部環境や外部環境を分析するときにも使用することができます。

　これらを踏まえ、強みを伸ばし、弱みは強みへと転換させ、脅威をチャンスへ変換できるようにしていくことが大事です。

●看護部新卒獲得作戦

	プラス面	マイナス面
	強み（Strength）	弱み（Weakness）
内部環境	中小病院のためコメディカルとも顔の見える関係 　アットホーム 　朝の会議で決まったことが即実行できる 　個別対応教育プログラム 　福利厚生の充実 　中堅ナースが多い	学生へウリとなるものが少ない 　大学病院のようなネームバリューがない
	機会（Opportunity）	脅威（Threat）
外部環境	実習を病院でも受けるようになった 外部への講義に行くことで学生が来るようになった 外部講師による手厚い国家試験対策を実施	近隣病院が看護大学を併設 　少子化 　学生は大病院志向

9 TOWS分析
SWOT分析をもとにして、戦略を導く

前掲の「8 SWOT分析」は、分析そのものに重きを置いています。それに対して、「TOWS分析」は、SWOTで記述した内容をクロスさせることによって、戦略の策定やこれからの取り組み課題などを導き出すためのものです。

基本 問いを立てて回答することが、戦略の策定や取り組み課題の設定につながる

　「機会」「脅威」「強み」「弱み」を右ページの図のように配置します。SWOT分析で書いた内容をそれぞれの枠に記入します。このようにクロスさせると、「機会×強み」「機会×弱み」「脅威×強み」「脅威×弱み」という4つの状況が見えてきます。この状況に対して、それぞれどのように対応していくべきかを考えていきます。

　左上の枠なら、「機会（チャンス）に対して、自分たちの強みをどのように生かすか？」「自分たちの強みが生かせるような機会（チャンス）は何か？」といった思考をすることになります。それぞれの枠において、このような問いを立て、一つひとつ回答していくことが戦略の策定や取組課題の設定につながっていきます。

応用 外部環境や内部の状況を客観視することが大切

　左上の「機会（チャンス）があって、強みもある」場合は、基本的に強みを前面に出して「積極的攻勢をかける戦略」がとられます。右上の「機会はあるが、ほかに勝つには強みに欠けている」場合は、強みをつくっていくべく「段階的に内部の改善を図っていく戦略」にならざるを得ません。左下の「脅威（競合の出現、市場の縮小など）があるが、自分たちは他に比べて強みを持っている」場合は、強みをさらに強化して「差別化を図っていく戦略」になります。右下の「脅威があり、ほかに対して強みもない」場合は、内部を改善しても大きな果実を得ることは期待できませんので、「現状維持でよしとする戦略」または「撤退戦略」が適当でしょう。

　SWOT分析同様、強み・弱み・機会・脅威について確信を持って記述するのは難しいものがあります。しかし、外部環境や内部の状況を広い視野から客観視し、自分たちを見つめ直したり、方針を考え直してみたりすることには大いに意味があります。ひょっとしたら、日々の業務の進め方や顧客対応、課題の優先順位などが時代遅れであったり、誤っていたりするかもしれないからです。

●的確な方針を立案する

	Strength	Weakness
Opportunity	S×O 積極攻勢 （自社の強みで、事業機会を最大限活かす）	W×O 弱点強化 （弱みを強みに変えるか、大損しないように弱みを補強）
Threat	S×T 差別化 （他社にとっては驚異でも、自社の強みで差別化する）	W×T 防衛／撤退 （脅威と弱みのために最悪の事態を招かないようにする）

❷ 戦略を構築するフレームワーク

病棟エピソード　看護部の経営戦略を考える

私が看護部長だった2017年度に作成した「看護部の経営戦略」のTOWS分析を紹介します。

2017年度 看護部の経営戦略 ―課題の抽出―	外部環境	
	機会（O）	脅威（T）
	1. 高齢化の進展 2. 地域医療連携の評価が高まる 3. 地域の中核病院である 4. 救急医療の需要増加 5. 近隣病院とのすみわけによる差別化	1. 近隣に競合病院が隣接 2. 高度な医療・看護が求められる 3. 患者、家族の権利意識の高まり 4. H市内の放射線治療施設が3施設から4施設へ
強み（S）	**積極的攻勢**	**差別化**
1. グループ内には26施設69事業所があり、協働、連携し地域包括ケアを実践 2. がん診療拠点病院に認定 3. 認定看護師が複数名存在し活躍の場がある 4. 機能評価等審査により業務基準が整備 5. WLBの取り組みで職員の定着率がアップ 6. 院外研修や研究発表など参加者が増加 7. 感染管理認定看護師が専従で活動 8. M-style活動を通し経営管理意識が高い 9. ICLSコース開催や災害訓練を通して救急や災害に対する意識が高い	機会に対して強みを活用 1. 患者サービスの向上 　→患者満足度80％以上へ 2. 救急体制の充実 　→救急断り0件、救急件数200件以上/月 3. 訪問看護、在宅医療の提供体制強化 →利用者拡大　訪問看護400人/月 　　　　　　　在宅医療600人/月 4. ICLSコース開催、災害訓練の継続実施、日本救急医学会認定コース2回/年開催	脅威に際して強みで差をつける 1. 看護師の質の向上 　→クリニカルラダーの再編 2. 人材育成強化と個別研修制度 3. チーム医療の推進 4. 他施設連携で地域包括ケアの充実 5. 機能分化推進ですみわけを図る 6. ウリの充実 　→リニアック周知、夜診充実 　当院しかできないことをアピール（高精度放射線治療IMRT、強度変調回転照射法VMAT）
弱み（W）	**段階的施策**	**専守防衛・撤退**
1. 病院単体では120床の中小病院である 2. 常に満床で救急患者等の入院に苦慮 3. 病床稼働率が病棟によって異なる 4. 看護必要度が病棟によって差がある 5. 師長等、役職者が50歳前後に偏り2025年問題がある	弱みを補強して機会をとらえる 1. 中小病院ならではのフットワーク強化 2. 地域医療構想、病院機能報告などをチェックしながら急性期を維持 3. 病棟再編と管理強化→100％を維持 4. 10歳以上若い世代の役職者育成	脅威が弱みに結びつくリスクを回避 1. 全看護職員の経営貢献 2. 不採算部門の見直しおよび撤退 　→外来の夜診縮小から拡大 3. 看護の生産性の向上 　→加算の取得と取りモレ防止

内部環境

10 ビジネスモデルキャンバス
価値提供の流れを一目で表現する

お客さまに価値を提供している現状の仕組みや、これから新しい価値を提供していくための仕組みを、1枚のキャンバスに表現するフレームです。細部にとらわれず、全体を可視化したり、構想したりするのに適しています。

基本　事業全体の仕組みを可視化する

　右ページの図の中心には、「①提供価値」があります。その右側には、「②どのような顧客（顧客セグメント）」に対して、「③どのような関係（顧客との関係）」の中で、「④どこで、どんな方法によって（チャネル）」価値を提供しているかを記入します。このことで、顧客視点から価値提供のプロセスを明らかにします。

　左側には、「⑤仕事を進める際の社内外の関係者（キー・パートナー）」と、「⑥どんな活動・仕事を行い（キー・アクティビティ）」、「⑦どんな経営資源を使って（キー・リソース）」価値を提供しているか」を記入します。このことで、内部視点から価値提供のプロセスを明らかにします。

　下段の右には、「⑧誰から、いくらお金をいただいているのか（収益の流れ）」を、左には「⑨何にどれくらいの費用がかかるのか（コスト構造）」を記入します。

応用　部分的でもいいので埋めてみると気づきが生まれる

　9つの枠がありますが、できれば中央の「①提供価値」から考えていくことをお勧めします。先にほかの欄から埋めていくと、その影響で、提供できる価値の限界が見えてしまい（「せいぜい、これくらいのことしかできない」という発想になって）、もっとも重要な「提供価値」が凡庸な内容になってしまいかねないからです。

　顧客にとっての価値は実に多様であり、複雑です。たとえばスターバックスが提供している価値は、コーヒーの味だけではありません。居心地のよい空間、勉強や仕事や読書も可能な環境と対応、商品の種類の多様さ、充電ができるなどの利便性、店員の好感の持てる対応など、さまざまな価値を提供しており、これらの価値が人をひきつけています。看護・看護師が提供する価値（顧客が看護や看護師に期待していること）も、単純ではありません。顧客にとっての価値を十分に吟味し、「提供価値」の欄にたくさん記入していくことで、左右の欄が充実した内容になるはずです。

　また、9つすべてを埋める必要はありません。「提供価値」は必ず記入する必要があ

第1章　看護管理者お役立ちフレームワーク厳選20

❷戦略を構築するフレームワーク

● 提供価値を多く出してみる

⑤KP (キー・パートナー)	⑥KA (キー・アクティビティ)	①VIP (提供価値)	③CR (顧客との関係)	②CS (顧客セグメント)
	⑦KR (キー・リソース)		④CH (チャネル)	
⑨CS（コスト構造）			⑧RS（収益の流れ）	

りますが、右側だけ、左側だけ、上部だけ（収益、コストは除く）と部分的でも埋めてみると、見えてくることがあるはずです。

病棟エピソード　感染管理対策について考える

　感染管理対策に力を入れるという目標を立てて考えてみます。私は以下の①～⑨の順番に対策を立てて枠を埋めていきました。もし順番に埋めていくことが難しい場合は、順番にこだわらず、まずは思いつくまま枠に当てはめて頭の整理を行っていけばよいと思います。

● 感染管理対策

⑤KP (キー・パートナー) SPD リネン業者 衛生材料・滅菌材料等の業者 OP機材納品業者 清掃業者 委託業者 医療廃棄物業者等	⑥KA (キー・アクティビティ) 感染管理ラウンド サーベイランス 研修・人材育成 感染対策上の問題解決と対策立案	①VIP（提供価値） 安全、安心な医療提供 健康の保持増進 アウトブレイクを起こさない	③CR (顧客との関係) 患者獲得として健康教室 健診事業 患者の維持として再診率を上げる 販売促進拡大としてホームページやLINEで情報提供	②CS (顧客セグメント) 患者さん 職員やコメディカル 地域住民 アウトソーシング 他
	⑦KR (キー・リソース) 標準予防策の徹底 感染防止関連グッズの整備 感染管理認定看護師の知的財産活用 予算取り		④CH（チャネル） 病院が提供できる価値 モニター会の開催 健康教室で感染管理対策の研修 地域への出前研修	
⑨CS（コスト構造） 人件費、材料費、教育研修費、委託費、その他の経費など医業費用と言われているもの 感染管理にかかわる部分に関する使用物品の適正使用でムダを省く			⑧RS（収益の流れ） 感染を防ぎ医業収入を上げる、利用率や稼働率を上げる、在院日数の短縮、1人当たりの単価を上げる	

11 プロダクトポートフォリオマネジメント（PPM）
先を見すえれば、何に注力すべきか？

一般には、複数の事業を行っている（商品を扱っている）企業が、どの事業（商品）に注力（資源配分）するかを検討する際に使うフレームワークです。しかし、本質はビジネスや仕事の盛衰、浮き沈みを見極めることにあります。

基本　複数の事業のどこに注力すべきか

右ページの図のように、縦軸に市場成長率、横軸に市場占有率をとります。

左下の「金のなる木」は、市場占有率（シェア）が高く、かつ成長が見込めない市場には新規参入も少ないので、安定感があり生産性も高い商品・サービスです。ただし、成熟市場はいつか衰退を迎えます。

左上の「花形」は、成長率も占有率も高く好調な商品・サービスです。しかし、成長が見込めるので競合が多く新規参入もあり、占有率を維持するためにコストを要します。占有率が維持できれば、成長率が鈍化する将来は「金のなる木」になりますが、できなければ「負け犬」になります。

市場の成長は見込めるが占有率が低いのが、右上の「問題児」です。成長市場で負けているので「問題児」に見えますが、占有率が上がれば「花形」になる可能性があります。

市場の成長も占有率の拡大も見込めないのが、右下の「負け犬」です。撤退を含めた検討が必要になります。

応用　いつまでも「金のなる木」「花形業務」「問題児」のままではない

複数の診療科がある病院の経営においては応用しやすいでしょう。それぞれの診療科の成長率やシェアを見極め、どこに注力すべきかを検討します。

業務レベルにも応用が可能です。需要が高まっており、その需要を取り込んで上手に対応できている仕事は「花形業務」といえますが、競合との競争や新規参入によって需要を逃す（顧客から選ばれない）ような状況になれば、「問題児」に転落してしまいます。逆に、需要が高まっているのに全くうまくいっていない仕事は「問題児」ですが、注力の仕方によっては「花形業務」にできるということですし、いずれは「金のなる木」として安定した経営の軸になる可能性もあるわけです。

●矢印の動きをつくり出せるか？

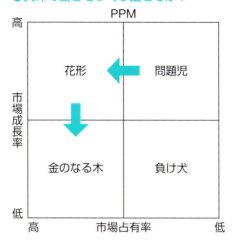

大事なことは、いつまでも「金のなる木」「花形」「問題児」のままではないという認識です。どのようにすれば「問題児」を「花形」にできるか、「花形」を「金のなる木」にできるか。このような、先々を見越した思考・実行が求められます。

病棟エピソード　事業ごとの可能性を考える

PPMを病院に当てはめて考えてみます。

●将来性があるのはどの事業？

花形…継続して投資し、金のなる木を目指す事業といえます。

たとえば当院の場合、今後、市場の伸びが期待される診療科としては放射線科（リニアックによる高精度放射線治療）、乳がん検診、消化器外科では腹腔鏡OPなど。

問題児…市場シェアを高めて、花形を目指す事業となり、市場に期待はできるものの自院ではシェアがそこまで高くない事業といえます。

たとえば白内障治療や心臓カテーテルは、件数はそこそこあっても近隣の大学病院や大規模病院も行っているためシェアは高くありません。占有率が上がれば花形となる部分です。

金のなる木…稼げるだけ稼いで利益をほかの事業へと分配する事業といえます。

たとえば当院の場合、現在、もっとも収益を上げている診療科目や治療、検査など。当院は透析やがん化学療法、がん診療に力を入れており、とくに泌尿器科の前立腺治療や乳腺外科などがこれに当たります。

負け犬…市場シェアも利益貢献度も低い診療科で早期に撤退や縮小を検討すべき事業といえます。

以前には小児科や耳鼻科が院内にありましたが、利益率や紹介率のことを検討し、現在は門前外来として別の建物（グループ内の診療所）に移行しました。これも今後、占有率が上がれば金のなる木へと移行できます。

12 7S
チームづくりの7つの視点

組織を構成する7つの要素が提示されています。組織開発やチーム力の向上は、この7つの視点から考えるとよいでしょう。意思次第で変更が容易な「ハードの3S」、変更には時間がかかる「ソフトの4S」に分かれています。

基本　変えやすいのが「ハードの3S」、変えにくいのが「ソフトの4S」

　比較的変えることが容易なのが「ハードの3S」です。「Strategy（戦略）」は、組織の目指す状態や目的・目標と、その実現に向けた方針や計画のこと。「Structure（組織構造）」は、部門・部署、階層などの組織形態、業務分担のことです。「System（システム）」は、組織運営や業務遂行に関わるさまざまな制度・ルールのことです。

　容易には変えにくいのが「ソフトの4S」です。「Shared Value（共有価値）」は、組織に根づいた風土・文化・空気のことです。理念や規範が明文化されていても、それが組織に浸透していなければShared valueとはいえません。「Style（スタイル）」は、マネジメントの手法や働き方、働く人たちの関係性、仕事の進め方などです。「Staff（人材）」は、人材の特質や仕事量に対する人数のことです。「Skill（スキル）」は、組織として保有している知識・技術・ノウハウ・経験などです。

応用　チームですり合わせると組織の実態をより詳しく把握できる

　7つのSの中で、変えるべきものは何か。重要だと思う順に1から7まで順位をつけてみましょう。これをチームで行うと、人によって立場や見方は違うので、優先順位もかなり異なるはずです。その違いをすり合わせることによって、組織の実態をより詳しく把握できると思います。

　次に、7Sのそれぞれについて具体案を考えます。さまざまなアイデアが出るでしょうが、「Strategy」なら目標設定や方針の変更、「Structure」なら役割分担や担当の変更、「System」なら会議体の見直しや就業規則・人事制度の変更などが考えられます。

　「Shared value」では、「皆で大切にすること」をしっかり共有することを目的とし、理念や行動規範に関わる話し合いや研修の実施などを行います。「Style」は、働き方の改革だけでなく、互いの呼称を変える、席次や職場環境を変える、服装を変えると

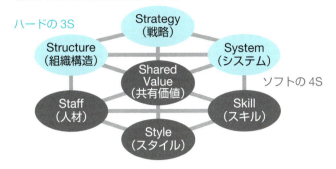

●それぞれが影響し合っている

いったアプローチも考えられます。ここは、深く考えるよりも企業やほかの医療機関がやっていることをまねてみるなど、気軽な試行錯誤が効果的だと思います。「Staff」では採用手法の改善や人材の定着に向けた施策が中心となるでしょう。「Skill」では、指導や研修のやり方、知識・技術の伝承や共有、起こった事象や対策の蓄積方法などに関わる策が該当します。

病棟エピソード　24時間断らない救急受け入れ体制を目指して

まずは変更が比較的容易なハードの3Sから考えて、その後にすぐには変更できない4Sについて考えます。

●ハードの3Sを先に、ソフトの4Sを後から考える

＜ハードの3S＞
Strategy（戦略）：競争優位性の源泉、リソース配分としてまず、病院のビジョンは地域住民の方々のご要望にお応えするため救急は断らない、24時間受け入れ体制を充実させるという価値観を明確化し、戦略を練ります。
Structure（組織構造）：次に組織構造や指示命令の階層、事業部制などを検討します。外来救急部門は院長直結の組織であり、院長から救急担当医に対して「断らない医療提供」を明言していただき、看護部としても当直2名体制とし組織強化を図ります。
System（システム）：業務システム、手順などマニュアル整備を行い、ICLSコースの開催などを通じて誰もが救急対応できるようにしていきます。

＜ソフトの4S＞
Shared value（共通の価値観）：経営理念、ビジョン、ミッションなど明示されているものを分析し共有できるようにします。
Style（社風・文化）：組織文化や社風を共有し、同じ方向を向けるよう、そして風通しのよい職場環境になるようにマネジメント力を高めていきます。外来ではチーム制を導入し、救急に関してもリーダー、サブリーダーがリーダーシップを発揮できる体制つくりを行っています。
Staff（人材）：人材育成のしくみ、リーダーシップ、モチベーションとして多様な勤務形態の導入で働き方改革や、1人当直から負担軽減のため2人当直へ変更するなどし、ICLSコースは日本救急医学会や大阪府医師会の認定コース開催となるようにしています。
Skill（スキル・能力）：組織内の技術やスキルアップが図れるよう、救急医療の訓練に関する認定インストラクターを目指す取り組みも実施。

13 3M（ヒト・モノ・カネ）
さまざまな経営資源を豊かに強くする活動を

社会や市場に対して価値を提供していくには、「人的資源（Man）」「物的資源（Material）」「資金（Money）」が欠かせません。したがって、これらをうまく活用・管理すると同時に、さらに良質で強固なレベルに引き上げる努力が求められます。

基本　「有形資産」に加え、「無形資産」にも注目する

　一次産業・二次産業にほとんどの人が従事していた、モノづくりを中心とした経済社会では、ヒト・モノ・カネが経営資源のほとんどすべてでした。労働力（ヒト）と設備（モノ）と資金（カネ）のどれが欠けてもモノの生産はできませんし、ヒト・モノ・カネが潤沢であればあるほどよいモノがつくれたでしょう。

　しかし、三次産業（広義のサービス業）に従事する人が増えた現代では、ヒト・モノ・カネの重要性はもちろん変わらないのですが、それだけではうまくいかなくなっています。知識・能力・ノウハウ、組織風土・従業員のモチベーション、顧客基盤・顧客データ、信用力・ブランド、人脈・ネットワーク、特許・商標といった広い意味の「情報」も重要な経営資源ととらえられるようになっています。ヒト・モノ・カネのような「有形資産」に加え、「無形資産」にも注目する必要があるということです。

応用　重要かつ自分たちで対策可能な経営資源について、より豊かで強い資源にするためにどうするかを考える

　高い成果を出し続ける組織は、上手に経営資源をマネジメントしています。経営資源として、ここでは「ヒト（労働力の質・量）」「モノ（設備）」「カネ（資金）」に加えて、「知識・能力・ノウハウ」「組織風土・従業員のモチベーション」「顧客基盤・顧客データ」「信用力・ブランド」「人脈・ネットワーク」「特許・商標」をあげてみました。

　これはあくまで一般論ですので、この中には、医療機関あるいは看護チームとして「重要な経営資源と考えられるもの」と、「あまり重要でない」あるいは「関係がない」「自分たちではどうしようもないもの」などがあると思います。重要でない資源や、医療・看護とは関係がないようなものは除き、重要かつ自分たちで対策を講じることが可能な経営資源を一覧表にしてみましょう。そして、「それらをしっかり活用できているか」、「管理方法は妥当か、改善できないか」、さらに「それを、より豊かで強い資源にしていくためにはどうすればよいか」といった観点から検討してみてください。

第1章 看護管理者お役立ちフレームワーク厳選20

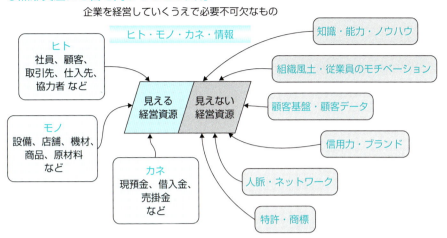

●無形資産にも目を向けることが大切

病棟エピソード　3Mを使って戦略を考える

　病院には組織があり、組織には経営理念があります。これは病院の理念とも通じるものです。「この病院がなぜ、存在しているのか」という問いへの答えのようなものです。さらに、そこからビジョンが下りてきて中長期的な計画や、それに対してどう戦略を立てていくかを検討していきます。この図は師長、主任教育のときに使用している図ですが、これらを端的に表しています。

　この戦略を立てるときに必要となるのが3Mです。ヒトはどう配置するのか。人数はどうか、適材適所か。基準の数を満たしているのか。モノはどうか。必要なものがそろっているか、たとえば褥瘡予防に使う耐圧分散マットや高機能のエアマットは足りているか、適材適所で使われているか、不備や破損はないか。カネはどうか。ムダな人件費が使われていないか、不必要な時間外が出ていないか、看護に使用する物品はムダ使いされていないか、不必要なストックはないかなど、ムダの是正などを検討していきます。

●経営理念につながる戦略を考える

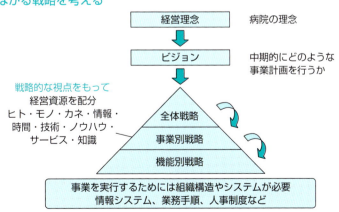

14 STP分析
顧客は誰か？　私たちの特徴は何か？

顧客は誰か、どんな欲求（お困りやお悩み）を持っている人なのかが明確であればあるほど、自分たちがやるべきこと、提供すべき価値がはっきりしてきます。また、顧客に選ばれるためには、ほかとどう差別化するかも重要です。

基本　市場を細分化し、対象を定め、市場での位置づけを考える

　「Segment」は、年齢・性別・居住地域・家族構成・職業・所得といった属性や、ライフスタイル・趣味・関心事・価値観などの心理的傾向による分類のことです。「Target」は、どのような人が自分たちの顧客となるのか、という想定する具体的な顧客像です。「Position」は、その想定顧客の視点から、自分たちの商品やサービスを市場の中でどう位置づけるか、ほかとどう差別化するかということです。

　基本的には、「S（セグメンテーション）」→「T（ターゲティング）」→「P（ポジショニング）」の順番で行います。市場を属性などで細分化し、対象とする顧客像を定め、市場の中での位置づけを考えるという流れです。

応用　市場の中でのポジションを明確にしていく発想が重要

　ターゲティングが明確でないまま商品・サービスを提供しているケースは、非常に多く見られます。医療機関でいうなら、「体調が思わしくない、地元の人たち」ではあまりに曖昧です。その人が学生か、高齢者か、子どもを連れた母親かによって思いは異なっているはずで、それぞれの欲求を洞察・把握しなければ、ふさわしい対応やサービスを提供することはできません。皆で、共通のイメージが湧いてくるような具体的な顧客像（顧客の思い、心理、欲求）の言語化を試みていただきたいと思います。

　ポジショニングは、自分たちの個性や強みとその打ち出しといってよいでしょう。市場にある同じような商品・サービスとは一線を画し、好感の持てる違いが際立っているから顧客に選ばれ、ファンが生まれてきます。医療機関の間で差別化するのは、普通の商品・サービスに比べて難しい面があるのは確かですが、流行っている病院とそうでない病院があるのも事実であり、それは何らかの個性や強みが顧客（患者）に評価された結果です。自分たちは、ほかとどう違う（違いを出していく）のか、どのような強みがある（強みをつくっていく）のか。市場の中でのポジションを明確にしていく発想が重要です。

●顧客像と、自分たちの特徴を考える

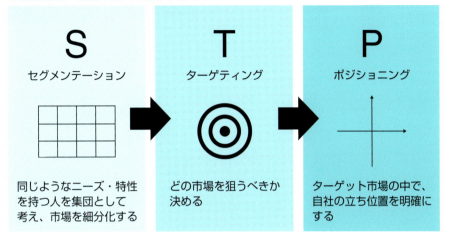

病棟エピソード　順序立てて物事を解決する

私は、順序立ててものごとを解決したいときや研修でSTPを使用しています。

●自院にはどのような強みがあるのか？

S（セグメンテーション）

顧客の属性（年齢、地域、性別、嗜好など）での絞り込みでは、対象となるものを分析します。たとえば、急性期の患者か慢性期の患者か、高齢者か小児かなどです。

当院は急性期の患者と老年期の患者が比較的多い傾向にあります。

T（ターゲティング）

競争の程度などの基準でターゲットとなる顧客層を絞り込みます。

近隣病院を見てみると、同市内に大学病院や市民病院、300床以上の病院が3カ所、中小病院も数件あり、まさに病院激戦区です。そこで、すみわけを図るためにもターゲットをどこにするかの検討が必要です。幸い、隣接している病院は慢性期の病院であるため、急性期に力を入れて救急患者や急性期治療、がん治療が必要な患者をターゲットにすることが可能です。

P（ポジショニング）

顧客価値のライバル企業との違いや位置づけを明確にします。

当院はがん治療に力を入れており、認定看護師もいるため、がん診療拠点病院として他病院との違いを出してポジショニングすることが可能です。

15 4P分析（マーケティングの4P）
サービス提供側から見た4つの打ち手

商品やサービスのマーケティング戦略は、4つのPで構成されています。提供しているものが、顧客にもっと受け入れられるようにするためには、4Pの視点から改善を図らなければなりません。単に内容を充実させるだけ、価格を見直すだけではないのです。

基本　4つのPに目配りして総合的な改善策を検討する

「4P分析」とは、Product（製品やサービスの内容）、Price（価格）、Place（顧客に商品やサービスを提供する場所、顧客に届ける経路や手段）、Promotion（広告宣伝や販売促進）の頭文字をとったフレームワークです。それぞれ、提供する側の『商品戦略』『価格戦略』『デリバリー戦略』『広告戦略』といってもよいでしょう。

往々にして、「もっと商品やサービスの内容を充実させてみよう」「価格を安くしなければ……」「インターネットでも売ってみよう」「もっと広告宣伝を強化しなければ」といった具合に、どれか1つに視点が偏ってしまいがちです。そうではなく、4つのPにしっかり目配りし、それぞれ改善策を検討するような総合的な取り組みが大切です。

応用　昨今の「Product」には情報提供、接遇、居心地なども含まれる

医療機関におけるProduct（製品・サービス）は、一義的には医療・看護そのものですから、知識・技術を磨き続けることや、新しい知識・技術の習得などが最も重要であるのは間違いありません。また、一般の企業のように、新商品開発などが次々にできるわけでもありません。しかしながら昨今は、情報提供の内容や方法、患者への対応や接遇の質の高さ、あるいは居心地といったことも顧客にとって重要な要素になっていますから、これらについてもProductの範疇であると考えておくのがよいでしょう。これらの要素のほうを重視する人も、少なくないはずです。

医療は公定価格が定められていますから、一般の企業が価格を安くしたり、高くしたりするようなPrice（価格）の工夫は、基本的に無理があります。また、訪問医療や訪問看護が増えているとはいえ、基本的には地域密着のスタイルですし、インターネットに移行するのも難しいことを考えれば、Placeの点でも限界がありそうです。

最後に、Promotionでは広告宣伝だけでなく、地域密着のスタイルに合った口コミや紹介やリピートを得る方策を考えるほうが有効でしょう。

第1章 看護管理者お役立ちフレームワーク厳選20

④ 提案・企画開発のためのフレームワーク

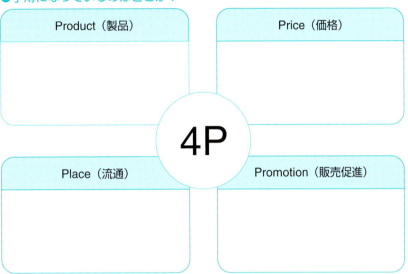

病棟エピソード　4Pと4Cを合わせて考える

4Pは4Cと合わせて考えるようにしていますが、まずは4Pから考えてみます。

●医療・看護を4Pでとらえる

Product（製品）
私たちが患者さんに提供する医療や看護がこれに当たります。
質の高い医療の提供や他機関にはない特化したもの、たとえば高精度放射線治療、認定看護師による質の高い看護の提供、そして専門外来によるラインナップの多さ、地域医療連携室による開業医とのつながりや患者さんのアフターフォローなど。

Price（価格）
価格、割引、支払条件、信用取引などがこれに当たります。
医療業界における価格は診療報酬で決まっているため、割引や価格の見直しなどはできません。しかし、そのほかの価格（自費請求分やおむつなど消耗品の価格）は見直すことができます。
また支払い方法についても、自動支払機の導入やクレジットカードの利用など、Cともつながりますが顧客の視点における利便性対策も必要です。

Place（流通）
どのような方法でサービスを購入（体験）することができるかが課題となります。たとえば、LINEを使って研修会のお知らせや診療科の案内をすることで、患者さんに的確に情報をお届けすることができます。

Promotion（販売促進）
こちらはいかに認知度を上げて患者さんや地域住民に知ってもらうか来てもらえるかが課題となります。
ホームページの活用だけでなく、LINEで定期的にお知らせを配信したり、インターネット上で待ち時間の状況がわかるサービスを開始することなども戦略のひとつです。

16 4C分析（マーケティングの4C）
顧客視点に立って4Pを見つめ直す

4C分析は、前掲の4P分析と対となるフレームワークです。4P分析は商品やサービスの提供側の視点でつくられていますが、4C分析は顧客の視点に立ってつくられています。視点が逆になれば、新しい発想が生まれます。

基本　自己満足に終わらないために、顧客の視点で考える

　4P分析のProduct（製品やサービスの内容）は、顧客視点で見た4Cでは「Customer Value（顧客にとっての価値）」となります。同じく、Price（価格）は「Cost（顧客にとっての経費）」、Place（商品やサービスを提供する場所）は「Convenience（顧客の利便性）」、Promotion（販売促進）は「Communication（顧客とのコミュニケーション）」となります。

　たとえば、自分たちが自信を持って提供している商品やサービス（Product）は果たして本当に顧客から見て価値があるのか（Customer Value）、その価値とは何なのかと考えてみることは、提供側の論理による自己満足に終わらないためにも、とても大切なことです。

応用　「売る側」の論理でつくった仕組みを、「買う側」の視点でつくり直す

　4Pの「Price（価格）」と、4Cの「Cost（顧客にとっての経費）」について考えてみましょう。4P分析のところで、私は『医療は公定価格が定められていますから、一般の企業が価格を安くしたり、高くしたりするようなPrice（価格）の工夫は、基本的に無理があります。』と書きました。これは、提供側が行う「値つけ」「価格設定」の話です。では、「Price（価格）」と対になる「Cost（顧客にとっての経費）」という視点で見ればどうでしょうか？

　顧客の視点で考えれば、コストは支払うお金だけではありません。「待ち時間」や「遠方に出向く」のは時間的なコストです。「清潔感に欠ける病院にいること」や「受付や精算で手間取ったり、待ったりすること」「わかりにくい説明による不安」なども、精神的負荷というコストが生じています。

　4Cと4Pは似ているように見えると思いますが、顧客視点に立ってみれば、前述のように違う発想が生まれてきます。4C分析のメッセージは、提供側から顧客側に発想

第1章 看護管理者お役立ちフレームワーク厳選20

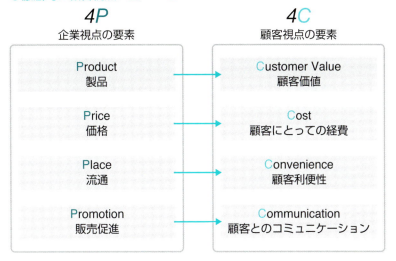

の起点や判断基準を変えようということです。「売る側」の論理でつくった仕組みを、「買う側」の視点でつくり直すことでもあります。

病棟エピソード　4Pを患者側に立った視点でとらえ直す

買い手の視点、すなわち患者側に立った視点で考えていきます。

● 患者側から見て足りないものはないか？

Customer Value（顧客価値）
顧客のニーズまたはウォンツを解決する手段として、定期的に顧客満足度調査の実施やご意見箱の設置、月1回モニター会の開催などを行っています。

Cost（顧客にとっての経費）
顧客が購入にいたるまでに必要なコストとしては、価格は下げられませんが、患者負担が削減できる取り組みとして、待ち時間の短縮や個室を室料差額がかからない4人部屋へと増改築することなどを実施しました。目に見える金額だけでなく利便性も考えなければなりません。

Convenience（顧客利便性）
購入のしやすさとして待ち時間対策でもある会計の処理を迅速化するため、自動支払機の導入やカード支払いを可能にしています。

Communication（顧客とのコミュニケーション）
顧客の納得性、コミュニケーションとしては、地域貢献として防災訓練に看護師等を派遣したり、中学校や高校に出前研修、また、職業体験の受け入れなどを行っています。ほかにも、患者さんや地域住民の方も参加できる市民公開講座や健康教室の開催、病院入り口のインフォメーションにコンシェルジュの配置を行っています。

17 AIDMA
顧客の心理的な動きをとらえよう

消費者は、商品・サービスを知ってすぐに購買行動を起こすわけではなく、さまざまな心理的な動きを経た末に行動を起こします。したがって、消費者から選ばれ、満足を獲得するためには、その心理を洞察する必要があります。

基本　中間の3つの段階は、人の気持ちの動きを表している

「AIDMAの法則」は、消費者が購買行動を起こすまでのプロセスを説明したもので、Attention（認知）→Interest（興味・関心）→Desire（欲求）→Memory（記憶）→Action（行動）の5段階があります。注目したいのは、中間にある3つの段階で、これらは人の気持ちの動きを表すプロセスになっています。広告宣伝などで消費者の認知度を高めても、興味を持ってもらい、ほしいという気持ちにさせ、さらに記憶してもらわなければ、購入（選んでもらう）には至らないということを表しています。

これは、消費行動だけに限った話ではありません。病院でも、患者の人たちに知ってほしいこと、このように行動してほしいと思うことがあった場合、ただ周知するだけになっていないか振り返ってみましょう。

応用　わかりやすさを重視して、覚えやすいメッセージを発する

認知段階では、同じような方法を同じように繰り返していると、受け取る側が慣れてくるので、だんだんと意識されなくなってきます。昔から貼りっぱなしのポスターや垂れ幕に何が書いてあったかわからなくなるのと同じです。あの手この手を繰り出すことが大切になります。

興味や欲求の段階では、「興味があるからやるというよりは、やるから興味ができる場合がどうも多いようである」という寺田寅彦の言葉を紹介しておきたいと思います。商品やサービスの提供側は、どうしても自分が勉強した専門的な内容の話や一般論を語ってしまいがちです。しかし、興味がない人の心には響きません。そんな話を聞かせるよりも、顧客に実際に体験させてみたり、体験が無理なら体験談をたくさん披露したりするほうが、興味が湧き、欲求も大きくなってくるものです。ほかの人たちの多くの体験談を聞くと、「そんなにたくさんの人がそう言うなら、私は失敗することがない」という安心、「そんなにいいものなら、この機会を逃したら損をする」というような焦りが生じるからです。

●興味・欲求・記憶を重視する

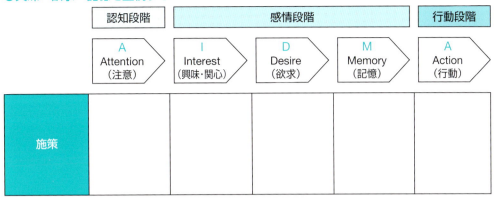

記憶の段階を考えれば、わかりやすさは欠かせません。専門用語は避け、覚えやすいメッセージを発する必要があります。

病棟エピソード　患者の心理を考える

元気な人が病気になったとき、どうやって病院に来てもらえるようにするかを考えてみます。

●病院に行こうと思ってもらうためには？

Attention（注意）	自社の商品や効果を人に知ってもらう段階では、認知度を上げるための工夫を考えます。市民公開講座の実施や診療で頑張っている分野のポスター掲示、たとえば雑誌で取り上げられた記事の掲示など。がん診療に対するパンフレットの作成などがあげられます。
Interest（興味・関心）	もっと知りたいと興味を持ってもらう段階では、いかにして買いたい（受診したい）と思っていただくかがポイントになります。興味＝ほしいではないため、「ウリ」を見出し、価値を高める必要があります。そこで、コンシェルジュを配置する、24時間断らない救急体制の充実を図る、がん診療拠点としての取り組み強化や地域包括ケアへの取り組みを充実させることが対策としてあがります。
Desire（欲求）	買ってみたい、試してみたいと思ってもらう段階では、サービスの魅力を伝える努力が必要です。そこで、ご意見箱の設置や退院時アンケート、月一回、地域住民の方々をお招きしてのモニター会でニーズの把握を行ったり、中学校、高校への出前研修、地域の防災訓練への参加などでアピールを図ります。
Memory（記憶）	商品名、ブランド名を覚えてもらう段階では、この病院を利用したいとインプットされても日が経つと忘れられます。そこで、診察室の前に取り組みを紹介するポスターの掲示や、雑誌などで取り上げられた医師の記事のコピーを掲示したり、入り口にお知らせを掲示し頑張っていることを「見える化」して興味を再度、そそる努力が必要です。「そういえば入り口のポスターに書いてあったなぁ。受診してみよう」と思ってもらうことが大事です。
Action（行動）	買う行為＝診察を受けることですが、動機があっても受診するチャンスがないとまた振り出しに戻ってしまいます。そこで、まずは健診を受けていただく、そして健診後の受診を促すお知らせを発行するなどといった取り組みが重要です。

18 AISAS
インターネット時代の消費者行動

AISASは、インターネット時代の消費者行動の段階を表したものです。インターネットが普及した現代は、AIDMAとは異なる消費者の行動が生まれています。医療や看護においても、この影響は無視できないものになっています。

基本 自分の意思よりもネット上の情報に左右されやすい

「AISAS」は、インターネットを前提とした消費者の購買行動のプロセスを説明したもので、Attention（認知）→Interest（興味・関心）→Search（検索）→Action（購買）→Share（情報共有）の5段階から成ります。前項の「AIDMA」との大きな違いは、「Search（検索）」と「Share（情報共有）」です。興味を持ったら検索サイトでその商品やサービスの内容や価格、評判などを検索し、購入・利用した後はその評価などをSNSなどで発信（シェア）したりするという、ネット時代になって現れた消費者行動です。

「AIDMA」にあった「Desire（欲求）」と「Memory（記憶）」がなくなっていますが、それくらい自分の意思よりもネット上の情報に左右されやすくなっているともいえるでしょう。

応用 インターネットの普及によって新しく生まれた消費行動が「AISAS」

「AISAS」というフレームが登場したからといって、決して、「AIDMA」が古く役に立たないフレームになったというわけではありません。「AIDMA」が人間心理に基づいた有益な考え方であることに変わりはありません。インターネットが普及して、新しい「AISAS」という消費行動が生まれたと理解しましょう。

一般のビジネスだけではなく、医療機関も消費者が行う「検索」「シェア」は無視できないものになっています。病院を検索して選ぶ（ネットで予約する）のはもちろん、医療行為・看護サービスの内容について、提供側の一方的な説明を鵜呑みにせずネットでその内容を確かめる人も増えています。採用についても、応募者はホームページを見たり、検索してほかと比較したりしているはずです。こういった流れを無視はできませんから、上手に情報発信していく方法を検討しなければなりません。

ただし、インターネットだからといって、情報の発信・提供に関する基本的な姿勢

第1章 看護管理者お役立ちフレームワーク厳選20

●検索、共有を視野に入れる

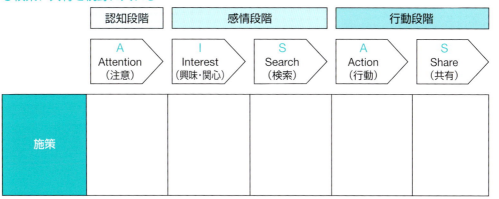

は、(一部、テクニカルな部分はあるにせよ)リアルなコミュニケーションと同じです。情報の内容がわかりやすく、学びになるか、丁寧で誠実さが感じられるか、人の顔や病院の様子が見えてそれに親しみが持てるかといった観点で情報発信することが大切です。そして、定期的に継続できるような仕組みをつくることもとても重要になります。

病棟エピソード　インターネットを使った効果的な PR 方法を考える

インターネット時代の情報社会の中、患者さんは「何かサービスを受けたいけど、どんなサービスがあるかわからない」「どこも同じようなサービスがあり、どのサービスが優れているかわからない」という状態にあると考えられます。そのような実態を踏まえ、病院側ができることについて考えてみます。

●病院にできることは？

A Attention (注意)	I Interest (興味・関心)	S Search (検索)	A Action (行動)	S Share (共有)
メディアなどの広告で商品を知ってもらうために、病院のホームページを改変する、検索エンジンで上位にあがってくるような工夫などで認知度を高めます。	商品に対する興味・関心を抱いてもらうためには、わかってもらえるような工夫、たとえば医師紹介や科に分けて頑張っていることをアピールするなどの方法が考えられます。	ネットで検索して商品に対する情報を集める患者への働きかけとしては、たとえばがん放射線治療のリニアックですが、当院は働いている患者さんのために夜診での対応も行っています。それをホームページに掲載し、検索でヒットするように仕掛けます。	商品を購入する段階では、患者さんが検索し、ヒットした内容を見て行ってみようと思っていただくことが必要です。実際に、働きながらがん治療を受けておられる方が検索をして当院の夜診を知り、受診された例もあります。	ソーシャルメディアで感想をクチコミとして共有する段階では、この体験がよかった場合、患者さんが働きながらでも治療を受けることができたとSNSやツイッターでつぶやかれると、今度はそれを見た友人・知人、友人の友人へと広がっていきます。

❹ 提案・企画開発のためのフレームワーク

Nursing BUSINESS 2019 夏季増刊　45

19 5W1H
モレのない正確な計画・指示・指導を

「5W1H」はあまりに身近なので、これがフレームとして扱われるのを意外に思う人も多いでしょう。しかし、計画がうまく実行されないのは、指示内容のモレや曖昧さが原因であることも多く、5W1Hを軽視した結果ともいえるでしょう。

基本 「5W1H」はケースに応じて使い分ける

　「5W1H」は、When/Where/Who/What/Why/Howの6要素を、計画の立案や何らかの指示・周知を行う際、その内容にヌケやモレ、曖昧さがないようにするためのフレームとして使えます。

　これに、「How much」（金額や数量）を加えて「5W2H」としたほうが適切なケースもあるでしょうし、Whyを取り出して「4W1H＋Why」（いつ、どこで、誰と、何を、どのように実行するのか。そして、そのように行う目的や理由は何か）としたほうがいい場合もあると思います。もちろん、「4W2H＋Why」でも構いません。ケースに応じて使い分けることが大切です。

応用 5W1Hにのっとって問いかける姿勢も欠かせない

　昔は「いつまでに○○をやっておいて」といった、5W1Hを網羅していない指示でもほとんどの人が一生懸命取り組んだものです。しかし最近は、「なぜやるのか」「目的は何か」がわからないと納得して取り組めない若い人が増えました。「四の五の言わずにやりなさい」では通用しない時代です。懇切丁寧に5W1Hを踏まえて指示しなければわからないとは面倒になったものだと感じてしまいがちですが、そのような感覚は改めたほうがよいでしょう。

　一方で、5W1Hを踏まえた、モレのない指示をし続けていると、結果として部下や後輩が自分で考えなくなってしまうという懸念も当然にありえます。わかりやすい指示に従いその通りにやっておけば失敗したり叱られたりすることがないなら、自分なりの改善や工夫をしなくなります。これは人材育成面で問題があるでしょう。したがって、「どうしたらいいと思うか」「何をすべきだと思うか」と、5W1Hにのっとって問いかける姿勢も忘れてはなりません。作業を進めること自体が目的となってしまい、本来の目的を忘れてしまうケースもよくありますから、「そもそもの目的は何か」「何のためにやっているのか」と質問し、改善や工夫を促すことも大切です。

❺ 計画を実行するためのフレームワーク

●指示にも、問いかけにも使える

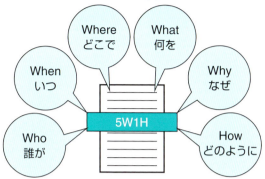

病棟エピソード　効果の上がった取り組みを継続させる

　当グループでは、QC活動とTQMを組み合わせたMスタイルという活動を行っています。
　グループ内の有料老人ホームで行った取り組み「口からはじまる健康隊」について考えてみます。この取り組みは口腔ケアによって誤嚥性肺炎による入院者数を減少させ、健康維持を図ろうというものです。
　取り組みの結果、見事、誤嚥性肺炎の入院患者を激減させることができました。対象期間で比べると、2016年度は入院された人は13名、2017年度は19名でしたが2018年度では入院者数が1名となりました。
　しかし、これで終わらせると効果が薄れます。そこで歯止めとして表のとおり、いつ、どこで、誰が、何を、どうするかを決めて現在も継続中です。

●いつ、どこで、誰が、何を、どのように行うのかを明確にする

When	Where	Who	What	Why	How
毎月1回	各階のフロア	Mスタイル委員会	ブラッシング指導	口腔内の清潔保持	歯のモデル使用
毎月1回	会議室	教育委員長/介護主任	歯科往診による指導・助言	連携で質向上	ノートを活用した質疑・応答
毎日（食事前）	各階のフロア	ケアワーカー	口腔体操/口腔マッサージ	嚥下機能低下防止	口腔体操のマニュアル活用
2カ月に一度	入居者の居室	ケアワーカー	歯ブラシ交換	ブラッシング効果の維持	家族も巻き込んで実施
6カ月に一度	入居者の居室	ケアワーカー	試薬の実施	視覚でチェック/意識向上	みんなで一緒に実施

20 PDCA
目標達成や改善には「計画」が肝

思いつきでやってみて、失敗したら何となく変えてみるといった無目的な繰り返しではいけません。どんな計画で何を実現したかったのか、結果はどうだったかを評価して修正する冷静で客観的な態度が重要です。

基本　目標達成のためのステップとして有効なフレームワーク

　計画（Plan）をし、それを実行（Do）に移し、その結果を評価（Check）し、うまくいかなかった点を見て修正（Action）を図る。これをまた計画に反映させて……と繰り返していく。これをよく、「PDCAを回す」と言ったりします。計画を立てるだけで実行しない、実行してもやりっぱなし、結果に一喜一憂するだけで振り返らない、現実はそういうケースが多いですから、PDCAは重要な考え方であり、目標達成のための行動・思考のステップとしてさまざまな分野・場面で使えるフレームワークです。「Plan→Do→See」というフレームもありますが、PDCAのCとAがSeeになっているだけで、ほぼ同じ意味です。

応用　PDCAを回すポイントは、「計画」をいかに上手に立てるか

　計画（Plan）、実行（Do）、評価（Check）、修正（Action）のプロセスをしっかり回そうという話は実にわかりやすく、当たり前のように感じられると思います。しかし、実際にこのフレームにのっとって実行していくことは、とても難しいものです。

　PDCAがうまく回るかどうかのポイントは、「計画（Plan）」にあります。「計画」は、課題（やること）とスケジュールを立てるだけでは足りません。まず、担当者と責任者をしっかり決めることが大切です。誰が主体となって実行し、結果責任や説明責任を負うのは誰なのか、が曖昧なままでは当事者意識が希薄になり、「実行（Do）」が中途半端なものになってしまいます。

　次に、評価基準の決定です。どのような観点で評価をし、どのような結果であればよしとするのかを具体的に定めることです。これを決めておかないと、実行した結果がよかったのかそうでないのかが明確になりません。そして「評価（Check）」がうまくいかなければ、当然、どのように「修正（Action）」すべきかも見えてきません。

　PDCAをうまく回すポイントは、「計画」をいかに上手に立てるかです。課題（やること）、スケジュール、担当者・責任者、評価基準をしっかり定めるようにしましょう。

第1章　看護管理者お役立ちフレームワーク厳選20

⑤ 計画を実行するためのフレームワーク

●評価しやすい計画を立てることが大切

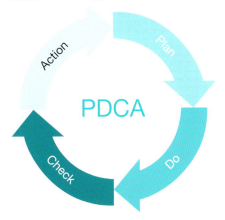

病棟エピソード　短時間正職員制度の導入に向けて

当院は2010年、日本看護協会のワークライフバランス（WLB）推進事業に参加しました。これは経営戦略のひとつでもあり、インデックス調査を活用して仕事と生活の調和を目指すため、雇用管理改善・労働処遇改善・能力開発の視点で労務管理や職場環境改善に取り組みました。

この取り組みのひとつとして、優秀な人材を確保することを目的として短時間正職員制度を導入しました。その取り組みをPDCAで示してみます。

今も継続してWLBに取り組んでいますが、定期的にPDCAサイクルを回し、業務改善や制度改定を行っています。

●短時間正職員制度の導入に向けたPDCA

P：他病院はどうかをリサーチし、人事部に働きかけを行いました。

D：基本給は変更せず、掛率だけを×0.9や×0.8にする方法をとりました。

C：実際に運用し、問題点はないかをチェックしました。

A：部署間の偏りがあると夜勤者確保が困難となり、勤務が組みにくいという課題が出てきました。そこで、部署内の定員を3〜4名までと決めて運用方法を改定しました。

第2章

フレームワーク活用レシピ

執筆
髙須久美子　社会医療法人美杉会グループ　理事・看護部教育部長

4つの看護管理業務を想定して、さまざまなフレームワークの活用例を紹介します。1つの場面で使われるフレームワークは多岐にわたり、また、1つのフレームワークが複数の場面で使われていることを意識しながらお読みください。
前冊『マネジメントの基本概念が図解でわかる　速習！看護管理者のためのフレームワーク思考53』で解説したフレームも登場しますので、前冊も併せてご覧ください。

1　目標管理に使えるフレームワーク ……………………………… 52
2　スタッフ教育、指導に使えるフレームワーク ………………… 65
3　委員会の運営に使えるフレームワーク ………………………… 77
4　業務改善提案や交渉に使えるフレームワーク ………………… 91

1 目標管理に使える フレームワーク

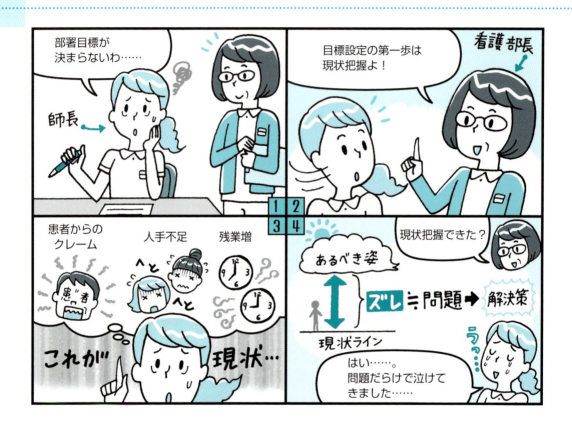

ここで紹介しているフレーム

フレーム名（本誌の解説ページ／前冊*の解説ページ）
ギャップ分析（-／100*）
マインドマップ（-／104*）
ロジックツリー（10／110*）
PDCA（48／-）
鳥の目・虫の目・魚の目（-／28*）
PEST 分析（12／54*）
STP 分析（36／128*）
5W1H（46／84*）
SWOT 分析（24／56*）
TOWS 分析（クロス SWOT 分析）（26／-）

これ以外にも目標管理に使えるフレーム

フレーム名（本誌の解説ページ／前冊*の解説ページ）
PPM（30／-）
SMART（-／30*）
バランス・スコア・カード（-／48*）
GROW モデル（-／70*）
VRIO（18／50*）
3C 分析（14／52*）

*前冊『マネジメントの基本概念が図解でわかる　速習！看護管理者のためのフレームワーク思考 53』をご参照ください

目標立案の前に、まずは準備から

目標を立案する前には、準備が必要です。具体的には、
1）看護部「理念」、「基本方針」の確認
2）中期、長期の医療、病院の方向性を考え看護部の方向性を見すえる
3）ベンチマークやデータから分析したギャップから課題を見出す
4）現状と数年後（3年後、5年後、それ以上）をアセスメントする（十字チャート）
5）目標を決めて取り組んだことが継続できるように歯止めと標準化を行う

というような流れになります。

また、スタッフが立てる目標についても、病院の目標とスタッフの目標の一貫性が保たれていることが重要となります。

では、ここから本題に入ります。

どんなときに目標を立てるの？

「目標管理」とは、マネジメントの方法論のひとつです。これをスタッフレベルにまで浸透させるため、次のことに注意をして行います。
・「目標によって」管理する対象は、仕事やスタッフの活動そのものであること
・管理者自らが自分の担当する仕事についての目標（ゴール）を設定すること
・目標達成に向けた活動は、管理者が自己統制しながら進めること

そして、何より管理者は「ナラティブに看護を語れること」が重要です。「この病院ではこんな看護師像を求めています」ということを明確にしておかなければなりません。そして「患者さんにこんな看護を提供してほしいと思っています」ということを口に出し、語ることが重要です。

私は訪問看護ステーションを開設したとき、患者さんのことはもちろんですが、家族にも目を向け、一生懸命頑張ってお世話をされているご家族に「ねぎらいの言葉をかけることができる看護師」を求めていました。そして、これを語り続けるようにしていました。現在も、今の訪問看護の管理者が継続して実施してくれています。

また、外来師長のときには「救急病院の窓口となり得る外来看護師の育成」を目標に掲げました。一次救命処置、二次救命処置など救急の訓練を院内でも

行えるようにし、24時間断らない救急の受け入れに力を入れてきました。認定インストラクターの育成も手がけ、今でも日本救急医学会および大阪府医師会認定のICLSコースを年2回開催できるレベルにまで成長しています。

では、どんなときにフレームワークを使って目標を立てればいいのでしょうか。目標といっても、次のようにさまざまなものがあります。

・個人目標
・部署目標
・もっと大きな目標（全体目標）
・戦略目標

それぞれによって使うフレームも変わってきますが、基本となる部分は同じです。まずは、現状の把握とあるべき姿を確認します。

まず活用するのはギャップ分析（図1）です。この方法は、はじめに現状を把握し、あるべき姿を明確化します。そして、そこに到達するためにはどうすればよいかという課題を見つけ、その課題に対して目標を設定していきます。

「現状の把握をする」ときには、別のフレームを活用してもかまいません。たとえば、マインドマップ（図2）などを使って、思いつくままさまざまなキーワードを記載してつなげていきます。マインドマップは、情報の整理はもちろんのこと、発想力や創造力がどんどん湧き出て、新たな発見にもつながります。

具体例を紹介します。子育て中のスタッフが多い職場なのに残業が多い、なかなか帰れないようなので、「働き方改革をしよう」「WLBに取り組もう！」と目標が決まったとき、まずは残業を減らすためにはどうするかに焦点をあてて考えるとします。

まず、1枚の紙の真ん中に表現したい概念をキーワードやイメージで描きます。「残業を減らす」と記載したら、それに関連して思いつくことを放射状につなげていき、発想を広げて書いていきます。

このように書き出していくことで、仕事内容を見直して減らしてみてはどうか？　システム導入などを活用して効率化を図ろう、ノー残業デーをつくって早く帰るようにしてはどうだろう、とさまざまなアイデアが生まれます。

それらのアイデアについて、今度は問題解決型思考であるロジックツリー（11ページの図参照）を使って分析していきます。

時間外を削減するには、看護部に関する時間外と看護部以外の時間外がある

第2章　フレームワーク活用レシピ

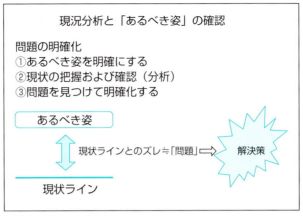

図1 ギャップ分析

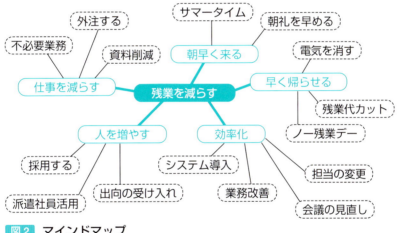

図2 マインドマップ

→看護部としては看護師の意識の問題と勤務体系に関する問題がある→看護部の意識に対しては師長の声かけや終了30分前に目覚ましを鳴らして「帰る意識」を高めよう。勤務体系に対しては多様な勤務形態を導入し、早出勤務や居残り看護師をつくろう、といったように分析しながらやることを決めていきます。

　個人目標や業務改善などの部署目標は、このプロセスで作成していくと頭の整理がつきやすく、簡単に作成できるのではないかと思います。あとは、その目標に関してPDCAサイクルを回していきます。立てたら終わりではなく、定期的に見直し、どこまでできたか、改善する部分はあるのかどうかを見て次の

表1 目標の種類

目標の種類	内容
業務目標	成果に関する目標 業務の改革・改善・向上に関する目標 各ラダーのレベルや役割に応じた業務内容から設定
能力開発目標	前期目標の未達成・未遂行などの要因となった能力不足を克服するための目標 ラダーのレベルアップの目標 未充足点の改善に関する目標 自己啓発の目標
情意目標	仕事に対する取り組み方、心構え・執務態度、意欲、上司や同僚との関わり方・関係づくりなど 行動改善目標

目標へとつなげていきます。

目標管理の基本的な考え方

　戦略的に目標を立案し目標に向かって計画的な行動をとることで、組織が今以上に機能し、成長へとつながります。そして人材もともに成長でき、その結果、組織や個人がより高い成果を生むことができます。目標管理の基本的な考え方は、スタッフに仕事のやり方を細かに指示したり、命令したりするような管理を行うものではありません。管理者自身が最終的にどのような結果を得たいと思っているのか、どこまで何をやるのかということを目標として明確にし、あとは「任せる」「見守る」ことが大切です。進め方ややり方を任せれば、任されたスタッフのモチベーションも上がり成果も大きくなるでしょう。

目標の種類はさまざま

　目標管理の基本的な考え方は同じであっても、目標にはその目的や意味によって、いくつかの種類があります（表1）。業務目標や能力開発目標、情意目標などが基本です。自部署がどのような目的で、どのような運用の目標管理を導入したいのか、あるいは導入しているのかを明確にしておくとよいでしょう。

もっと大きな目標（全体目標）や中長期の戦略的な目標を立てるにはどうすればいいの？

　役職がつくと目標もそれにふさわしい、すこし大きな視点で見渡して立てなくてはならなくなります。このとき、手法は前述したとおりですが、ここではフレームワークのひとつである「鳥の目・虫の目・魚の目」を使って情報収集を行います。

　鳥の目で、他病院はどうだろう、他病棟はどうだろう、他部門はどうだろうと病院全体を見渡すことに加え、厚生労働省や日本看護協会はどう動いているかなどアンテナを張り巡らして情報集収を行います。たとえば、診療報酬改定があれば、それを見すえて何が必要か、法律改正によって取り組むべきことは何か？　特定行為に係る看護師の研修制度やストレスチェックなどが始まっているが、自施設においてはどうか、育成はできているのか、特定行為研修を修了した看護師が誕生したときの処遇や業務内容をどうするか、などを検討していきます。

　また、虫の目では最前線の現場にいるスタッフの情報を世間話として聞き逃さず、的確に吸い上げていきます。大きな改善につながるヒントが隠れていることも多いです。

　さらに魚の目では、書籍やインターネットをフル活用して時流を読むことはもちろん、学会参加や研修などで最新の情報を得る努力をします。

　そして、このようにして得られた情報から現状とのギャップをとらえて、あるべき姿を明確化します。次に PEST 分析（次ページ図 3）や STP 分析（次ページ図 4）などを活用します。診療報酬改定などにより今後、自部署の方向性はどうなるのか、急性期で生き残りをかけるのか、地域包括ケアの病棟へ転換するのか、はたまた療養型の行く末は？　6 年延長？　など、今後を見越して今から対策を立てるなど、近年の保健医療福祉政策の動向に照らし合わせて目標を立案していきます。

ベンチマークを考えるときには STP 分析を使う

　STP 分析はベンチマークを考えるときによく使用します（図 4）。順序立てて物事を解決するときに使用するフレームのひとつですが、Segmentation（セ

Political　政治	Social　社会
看護師等免許保持者の届出制度の創設 医療事故調査制度の施行 特定診断 医療費制度 再生医療 ジェネリック促進 後期高齢者医療制度 年金制度 包括化 分業化	病院統廃合 経済不況 看護師不足 少子化、高齢化 医療事故訴訟 5分間診療 ストレスチェック制度 ストレスチェック制度における労働基準監督署への報告書の提出
Economic　経済	Technological　技術
DPC 病院のグループ化、チェーン化 保険組合の財政難 医療材料などの個包装化	電子カルテ インターネット情報 （疾患領域における）革新的な新薬技術 特定行為に係る看護師の研修制度

図3　PEST分析

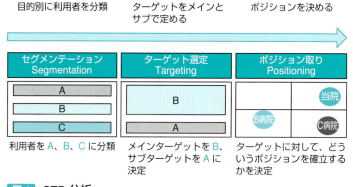

図4　STP分析

グメンテーション）として、顧客は誰か、急性期の患者か慢性期の患者か、高齢者か小児か、Targeting（ターゲティング）で競争環境などを見ながらターゲット顧客層を絞り込み、Positioning（ポジショニング）で顧客のニーズをとらえ、ライバル病院との違いや位置づけを明確化していきます。

　当院はがん診療拠点病院としてがん治療に力を入れており、認定看護師の活動も活発という点で他病院とは違ったポジショニングをしています。

　そして、「私たちの病棟は、がん患者さんの価値観を尊重しながら、心身の苦

第2章　フレームワーク活用レシピ

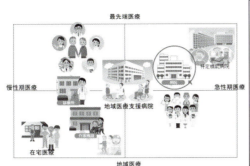

図5　ポジション取り

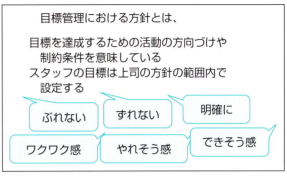

図6　目標と方針

痛を緩和し心理的、社会的なサポートを早期から行います」という方針を掲げ、がん告知の場面に認定看護師が早期から介入し、その人らしい最期を迎えることができるように支援しています。

ポジション取りを図にする

当院のポジション取りを図5に示しました。縦軸を最先端医療と地域医療、横軸を慢性期医療と急性期医療にした場合、在宅医療や訪問看護は左下のポジションとなります。そして、特定機能病院などは右の上になります。大学病院でもなければ慢性期でもない当院は、さしずめ真ん中よりやや急性期よりとなるでしょうか。このように近隣の病院の位置と自院の位置を確認しながらすみ分けを考え、より特化するもの、力を入れるものは何かを考えていきます。

目標と方針

目標管理における方針とは、目標を達成するための活動の方向づけや制約条件を意味しています（図6）。

目標管理の意義は、「評価のために目標管理を行う」のではなく、「仕事をしっかり行い、十分な成果を得るために目標管理を行う」ことです。評価はその結果に過ぎません。「目標管理を使って、よい仕事、よい看護が行えるようにしよう」ということが大切です。また、管理者はぶれない、ずれないこと、そして思いを明確にすることも忘れてはいけません。

「自分の病院のあるべき姿とはどんな姿なのか？」を意識して目標を立案することをお勧めします。その目標はワクワク感がありますか？　そして、頑張れ

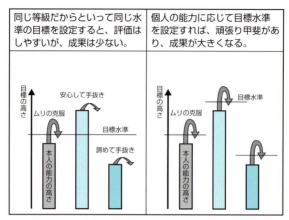

図7 目標の水準設定

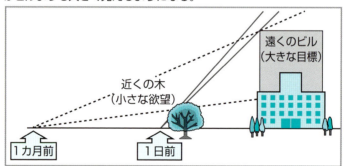

図8 エインズリーの木

ば達成できそうな感じはありますか？ やれそうな感じとできそうな感じも大切な要因です。現実とかけ離れた高すぎる目標はやる気を失いますし、簡単にできてしまうようでは達成感も少なくなってしまいます。それぞれに応じた高さの目標で取り組むことが大切です（図7）。

　目標は短期目標、中長期目標がありますが、どれも、期日が近づいてくるととても大きな山となってしまいます（図8）。早期から少しずつ取り組めるように歯止めと標準化を行うことも大切です。歯止めと標準化とは、目標を決めて

第2章 フレームワーク活用レシピ

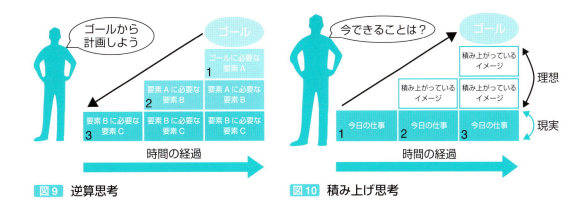

図9 逆算思考　　図10 積み上げ思考

取り組んだことが継続できるような仕組みや体制を整えることです。

　美杉会グループではM-styleというQC活動とTQMを併せ持つ美杉会スタイルの活動を行っていますが、その中で5W1Hを活用して歯止めと標準化を行っています。せっかく目標を設定し、取り組みを行い、PDCAサイクルを回しても継続しなければ「思い出目標」と化してしまい、「そういえば、そんなことにも取り組んだけど、今はどうなってる？」「継続できていないようね」なんてことにもなりかねません。

　そこで、立てた目標は【When】時間「いつ（までに）」【Where】場所「どこで」【Who】主体者「誰が（と）」【What】内容「なにを」【Why】理由「なぜ」【How】方法・状態・程度「どのように（な）、どれくらい」に従って手順などを作成し、いつまでに達成する、いつ見直しを行うということを決めておくとよいでしょう。

逆算思考と積み上げ思考

　ギャップ分析では逆算思考であるべき姿を明確化していつまでに何をするかという形で目標を設定していくことを説明しました（図9）。

　しかし、積み上げ思考という方法もあります（図10）。今、やるべきこと、今日やるべきことがすでに明確になっている場合に、そこから積み上げていく方法のことです。現実の今日より明日、明日より明後日とバージョンアップを行い、あるべき姿へと近づけていきます。

　京セラの創業者である稲盛和夫氏は、常に創造的な仕事をするためには、「常

表2 全体をとらえた分析を行うための視点

問題の明確化
・十字チャートによるアセスメント
・問題の種類（見えている問題と見つける問題、探す問題、創る問題）を考える
・修正、改善、変革、強化、新たな取り組み
・看護部の目標とリンク（連動）させる
十字チャート・アセスメント
・ものの見方の違いを共有する
・視点の違い
・とらえ方の違い
・認識の違い
現状分析の視点
・外部環境と内部環境のギャップ
・内部環境の強みと弱みのギャップ
・外部環境の脅威と機会のギャップ
・さらに強めたいこと
・強みに変えたい弱み
・機会をさらに生かすこと
・機会に変えたい脅威

にこれでいいのかということを毎日毎日考え、反省し、そして改善、改良していくことが大切」「昨日よりは今日、今日よりは明日と、与えられた仕事に対し、改善、改良を考え続けることが創造的な仕事へとつながっていく」と述べています[1]。

看護管理者のSWOT分析

　　認定看護管理者養成教育課程ファーストレベルやセカンドレベルでは、SWOT分析やTOWS分析を学習する機会が多いですが、いきなり四角の枠に文言を記入していくといったようなことはありませんか。この場合も、前述したプロセスを踏みながら、段取り八分、仕上げは2分といった具合に、できればフレームを2つ程度使って、現場から少し離れた角度から全体をとらえて分析を行って、枠を埋めるようにするとよいでしょう（表2）。また、はじめは一人で考えたとしても、次にグループワークや他部署の意見を聞いたり話し合うことで膨らみをもたせることも有効です。

　　最終的に、フレームを使いながら分析した結果を当てはめていきます。そし

第2章　フレームワーク活用レシピ

		外部環境	
		機会（Opportunity）	脅威（Threat）
内部要因	強み（Strength）	積極的攻撃	差別的戦略
内部要因	弱み（Weakness）	段階的施策	専守防衛または撤退

図11　TOWS分析（クロスSWOT分析）

て、外部環境分析と内部環境分析を加えます。「SWOT分析は現状を整理して把握する」フレームなので、物足りなさを感じる人もいるかもしれません。そこで、整理した現状から戦略や対策を導き出す手法として「TOWS分析」があります（図11）。SWOT分析の応用、拡張機能とも言うべきフレームワークですので、「クロスSWOT分析」とも呼ばれています。「TOWS」は「トゥーズ」と読みます。実際に当てはめたものを27ページの病棟エピソードで紹介しています。

目標立案時に気をつけるポイント

　看護管理者として目標を立案したら、次のことを確認しましょう。
・その目標は組織に貢献するか？
・理念や方針と整合しているか？
・その目標は具体的であるか？
・その目標は達成可能か？
　そして、部下が立てた目標に関しては、次のことを確認しましょう。
・その目標は本人をモチベートするか？
・少し頑張れば目標達成できる内容になっているか？
・本人の成長が見込まれる内容になっているか？

達成可能な目標であるか？

　目標は高ければ高いに越したことはありませんが、それはあくまでも「努力すれば達成できる」ものである場合の話です。
　「目標管理」における目標は、掲げた以上は絶対に達成するという気持ちでみんなが努力することに意義があります。大切なことはただ「高い」ということ

ではなく「努力して頑張れば達成できる」ということなのです。

まとめ

　目標は、やみくもにただ何となく作成するのではなく、しっかりとフレームワークを使って分析することが重要です。スタッフが日々働いている現場で見聞きした現物・現実の中に業務改善や目標設定、目標達成方法の重要なタネがあります。管理者にはそれらをスタッフの参加によって引き出し、活用することが求められます。

●引用文献

1) 稲森和夫. 常に創造的な仕事をする. 稲森和夫 OFFICIAL SITE.（2019年5月14日閲覧）https://www.kyocera.co.jp/inamori/philosophy/philosophy11.html

2 スタッフ教育、指導に使える フレームワーク

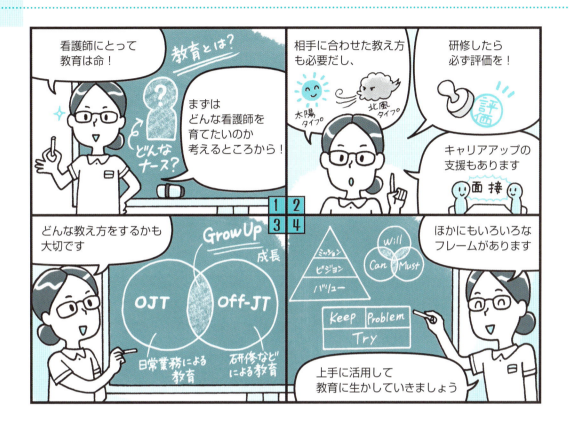

ここで紹介しているフレーム

フレーム名（本誌の解説ページ／前冊*の解説ページ）
ミッション・ビジョン・バリュー
Skill-Will マトリクス（-／78*）
4つの指導スタイル（-／72*）
研修効果の4段階測定（-／80*）
研修の4：2：4の法則（-／82*）
7：2：1の法則（-／66*）
Will・Can・Must（-／88*）
KPT（-／36*）
8つのキャリアアンカー（-／68*）
クリニカルラダー
ブレーンストーミングの4原則（-／132*）

これ以外にもスタッフ教育、指導に使えるフレーム

フレーム名（本誌の解説ページ／前冊*の解説ページ）
5W1H（46／84*）
PDCA（48／-）
鳥の目・虫の目・魚の目（-／28*）
SMART（-／30*）
4つのE（-／98*）
GROWモデル（-／70*）
SWOT分析（24／56*）
バランス・スコア・カード（-／48*）

*前冊『マネジメントの基本概念が図解でわかる 速習！看護管理者のためのフレームワーク思考53』をご参照ください

教育の基本となるものが大事！

いきなり教育を始める人はいないと思います。まずは、病院や施設のミッション・ビジョン・バリュー（図1）から求められる看護師像を描き、それを教育に落とし込んでいくことから始めます。

ミッションとは、その病院や施設の存在意義を表したもので、使命、目的という意味があります。病院では主に理念がこれに当たる部分ではないでしょうか。ドラッカーは多くの著書の中で「ミッション」の重要性を説いています。そして、ビジョンとして実現したい目指す姿を示し、そのために大切にしなくてはならない価値観（バリュー）を定義するのが「ミッション・ビジョン・バリュー」のフレームワークです。

まずは、組織の存在目的を明確にします。このことで職員全体の求心力を高め、ブレない目標の設定や意思決定を行うことができるようになります。そして、これに従って看護部の理念、目標、病棟目標、部署目標、個人目標がつながっていきます。

次に、その目標を達成するにはどんな組織にしなくてはならないか、そしてどんな看護師を育成しなくてはならないかを明確化していきます。「当院が求める看護師像」として掲げ、誰もがわかるようにすることも重要です。

Skill-Will マトリクスの活用

部下を育成する方法はさまざまです。Skill-Will マトリクスは、人を育成するアプローチを考えるフレームワークです（図2）。対象者の「能力：Skill」「や

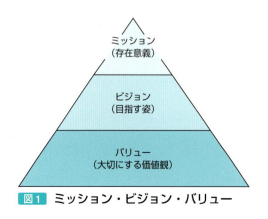

図1　ミッション・ビジョン・バリュー

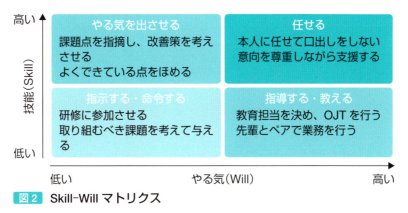
図2 Skill-Will マトリクス

る気：Will」の2軸のマトリクスをもとに、「やる気を出させる」「任せる」「指示する・命令する」「指導する・教える」とアプローチを使い分けます。対象者に合った指導方法を見極めるうえで効果的な方法のひとつです。当法人では管理者研修にも取り入れていますが、やる気やスキルに合わせて指導方法を変えることで、より良い指導につながります。

　また、この考え方をベースに4つの指導スタイル（次ページ図3）に従って指導していく方法もあります。4つの指導スタイルは、どれがよいか悪いかではなく、あくまでも対象者である教育を受ける側に焦点を当てて指導方法を変えていく手法です。たとえば、新卒の場合は鬼コーチや教育ママ型で、繰り返し反復して手技などを実演させたり、いろいろなことを見せたり経験させてチェックしていく方法で「早く一人前になってもらおう」と指導されている病院も多いかと思います。

　また、主任や師長クラスになれば事細かに指導するのではなく、俳優の高倉健のように「俺の背中を見て育て」とひとつのことを徹底させて、気づきや成長は本人次第という方法をとったり、またはサントリーの創業者である鳥井信治郎のように「やってみなはれ」で多様な課題を与え、やり方は任せ、じっと見守る指導方法で育成されているのではないでしょうか。

　これらの指導方法は部下を育成するときやリーダーを育成するとき、またつ

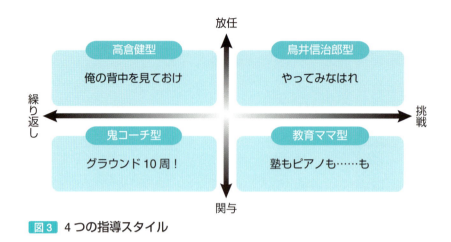

図3 4つの指導スタイル

まずきや伸び悩みなど、成長意欲が下がってしまったときなどにも活用できます。

　Skill-Willマトリクスでは、Skill（スキル）はチェックリストなどを用いることで、ある程度正確に把握できます。しかし、Will（やる気）の把握は難しさがあります。場合によっては本人がやりたいことと上から言われて任されることにギャップがある場合や、表面上は問題なくこなせているように見えても、見えない部分で課題を抱えているかもしれません。育成方法を探るためにもしっかりコミュニケーションをとり、ヒアリングすることも重要な要素のひとつです。

やりっぱなしの研修で終わらせない

　せっかく研修を企画して実施しても、その後の評価やアセスメントができていなければその研修の効果があったとは言い難いものとなります。そこで使えるのが研修効果の4段階測定（図4）です。

　研修効果の4段階測定では、まず研修の反応を見ます。食いつきがいいなと思われる研修もあれば面白くなさそうな表情で聴講し、参加意欲が低い研修もあるかもしれません。居眠りをしているようでは、せっかく学習の機会を提供しても無駄に終わってしまいます。居眠りをされるのは研修生だけが悪いわけ

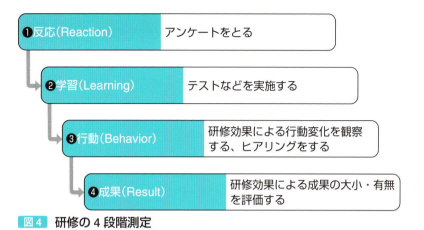

図4 研修の4段階測定

ではありません。講義をするほうにも問題があります。そのようなことも理解したうえで研修プログラムを作成する必要があります。

次に、学習の理解、習熟度を見ます。反応をとらえて進めるのはもちろん、途中で質問をしながら習熟度を確認したり、講義の最後に5〜10問程度のミニテストを実施すると事前に通知しておけば、途中で睡魔に襲われることも少なくなります。

行動については、研修を受けたあと、どう変わったかという視点で行動変化を観察してヒアリングを行います。そして最後は、その研修によって仕事の成果が向上したかどうかを評価し、次の研修へつなげていきます。

研修の効果を高める　研修の4：2：4の法則と人材育成に必要な7：2：1の法則

研修は事前の準備や事後のフォローがとても重要です。効果のない研修プログラムは事前の問題40％、研修自体の問題20％、事後の問題が40％という研究結果が出ています。これを元にしてできたのが「研修の4：2：4の法則」です（次ページ図5）。これを踏まえて、研修の効果を高めるためにどうすればよいか、二次救命処置コース（ICLSコース：Immediate Cardiac Life Support）を例にとって説明します。

当院では、日本救急医学会および大阪府医師会認定コースであるICLSコースを年2回開催しています。そこで、まず事前の準備として目標を明確にし、

●研修は事前・事後が大事
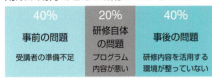

●二次救命処置コースを効果のある研修にするために
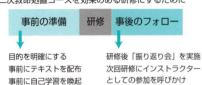

図5 研修の4:2:4の法則

●経験だけでは、人は育たない
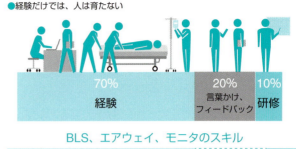

BLS、エアウェイ、モニタのスキル
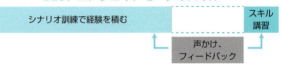

図6 人材育成に必要な7:2:1の法則

　事前にテキストを配布します。あわせてそのテキストの中から作成したテストを宿題として配布します。テスト問題はテキストを読まなければ解けない内容になっています。そうすることで受講生は全員、テキストを熟読し、宿題を仕上げて持ってきます。

　当日は、宿題テストの答え合わせからスタートし、どの部分が理解でき、どこが欠けていたかを明確にします。そして訓練を1日かけて実施し、訓練の終了後に「振り返りの会」を開催します。振り返りの会では理解度を確かめながら学びへのフォローを行います。また1回参加しただけでは忘れてしまうため、継続して参加するよう呼びかけるとともに、モチベーションアップを目指してインストラクターとしての参加も呼びかけています。このことで毎回新たなインストラクターが誕生しています。

　では、この訓練をどのように実施しているのかというと、こちらは7:2:1の法則[1]（図6）を応用して実施しています。午前中は各論でスキルを学び、午後からはそれらをつなげて学べるようにシナリオを作成し、より実践に近いかたちで一次救命処置、二次救命処置が学べるようにしています。これに加えて、各スキルやシナリオの合間に言葉かけやフィードバックを行います。「どうでしたか？」と問いかけ、できた点、できなかった点、もっとこうすればよかった点などについて対話を行い、気づきを与えていきます。「座学」で学ぶだけでなく、このような「経験を伴う訓練」と「要所要所で行われる声かけやフィードバック」の3つの要素を入れることで学びを深めます。

第2章 フレームワーク活用レシピ

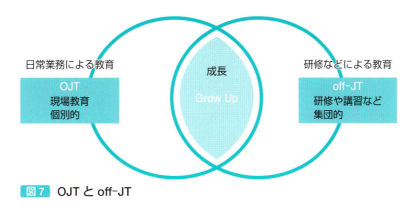

図7 OJTとoff-JT

OJTとoff-JT（図7）

　OJTでは、対象者にかかわらず、日常業務に必要なことを職場の中で教育します。先輩看護師が一緒について指導する場合もあれば、教育担当者やそれぞれの委員会のリンクスタッフが指導する場合もあります。off-JTには、新卒集合研修や既卒者対象の中途採用者研修、看護管理者研修など、現場ではない場所、たとえば会議室などに集まって行う研修または外部で行われる研修などがあります。

　当院では、1年かけて新卒看護師の教育を実施します。前期ローテーション研修は「自分探しの旅」、後期ローテーションは「自分磨きの旅」と名づけています。そして、前期ローテーション研修開始の15日間は、座学と実技演習で学校での学びを復習する時間をつくっています。

　どの部分を集合研修にしてどの部分を個別研修にするかということも大事ですが、集合研修では厚生労働省が定める「新人看護職員研修ガイドライン改訂版」および到達目標に沿ってプログラムを立案しています。ホームページからダウンロードが可能となっている到達目標の内容を、この15日間で「見たことはある」「聞いたことはある」から、「知っている」レベルまで学べるようにしています。

　指導者もレベルのバラツキがないように配慮し、主に師長や主任が担い、一部、技術面では中堅看護師が新人指導にあたります。専門的な知識の習得やお互いの腕を借りながらの採血の練習などは集合研修のほうが効果的ですし、15

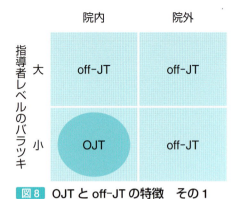

図8 OJTとoff-JTの特徴　その1

ADVANTAGE	OJT	off-JT
理解度に応じた細かい教育	○	×
指導者側の能力向上	○	×
職場のコミュニケーション向上	○	×
専門的な知識の習得	×	○
大人数に対する教育	×	○
教育に専念できる	×	○

図9 OJTとoff-JTの特徴　その2

日間程度集中的に実施することで指導者も受講者も教育に専念できます。そして、その後は現場でOJTとして、それぞれの受講者の理解度を見ながら個別に細かな指導を行っていきます。図8・9にOJTとoff-JTの特徴をまとめました。

カンファレンスで今日を振り返り、明日につなげる

集合研修の間は毎日カンファレンスを実施し、各現場でローテーションが始まればその部署で毎日カンファレンス、そして週末の金曜日には全体カンファレンスを実施しています。

カンファレンスではやりたいこと、できること、やらねばならないことを意識して発表してもらい、翌日につなげていきます。

Will・Can・Mustのフレーム（図10）は、Will（やりたいこと）、Can（できること）、Must（やるべきこと）の3つをまず明確にして、次に重なり部分を探すことで、もっとも高い意思で取り組むことのできる業務や活動の領域を明らかにできるフレームワークです。組織としてのWill・Can・Must、メンバー個人個人のWill・Can・Mustを見える化することで、組織と個人の認識やベクトルを一致させることができます。私たちが「ほしい人材は何か」そして新卒として「できることは何か」「しなくてはならないことは何か」を振り返り、意識することで翌日の行動にもつながっていきます。

OJTが始まれば、そこで使えるフレームにKPTがあります（図11）。シンプルに振り返り、改善につなげることができます。これはあくまでも振り返りを行い、改善につなげる方法です。

第 2 章　フレームワーク活用レシピ

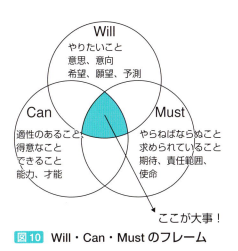

図10　Will・Can・Must のフレーム

●シンプルに振り返り、改善につなげる

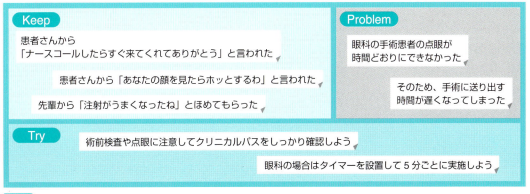

図11　KPT

　今日1日を振り返るとき、「どんな看護活動を行ったのか」、患者さんに対して行った行為で「何を感じたか」などを思い出してもらいます。そして「Keep」でうまくいったことを確認します。「ありがとう」と言ってもらえたこと、先輩から認められたこと、自分自身が頑張ったことなどを表出させます。このとき、「よかったことがない」「なにもできていない」といったネガティブな発言が出たり、理想が高すぎてKeepが出てこない場合は「できていたこと」「うまくやっていたこと」をしっかり認めて助言していきます。

　次に、「Problem」で問題点を洗い出します。それらの原因はどこにあるかを分析し、改善策へとつなげます。最後に「Try」で明日から試したいこと、やっ

てみようと思うことを出していきます。これを新卒カンファレンスで毎日行うことで自ら考える力がついていきます。

たとえば眼科の手術患者の眼薬がうまく時間どおりにできず、手術に送りだす時間がずれこんでしまった場合、「Try」では「明日はうまくできるように気をつける」ではなく、クリニカルパスを確認して「タイマーを使用して5分ごとに実施する」など、具体策を出すようにしていきます。

既卒研修や管理者研修の対象者にも使えるフレームワーク

キャリアアップ支援

キャリアアンカー（図12）は看護学生の看護管理の教科書にも出てくる大事なフレームです。キャリアの選択は、「自分ができること」「やりたいこと」そして「やるべきこと」を明確化するところから始まります。キャリアアンカーは学校での教育や社会人としての経験などによって変化します。また、メンターの影響や、失敗したり傷ついたりといった経験を積み重ねながら少しずつ形成されていきます。

当院でも院内ラダーの看護管理コースに8つのキャリアアンカーを取り入れていますが、1年後、3年後、5年後、10年後のなりたい自分を明確化して目標を持ち、「あるべき姿」に近づけるように取り組んでいます。資格取得支援などもそのひとつです。

専門・職能別能力のキャリアアンカーを考えてみると、看護師になり、患者さんをケアし、元気になっていく姿を見ながら「ありがとう」の言葉に勇気をもらい、仕事のやりがいを感じていた新人も、管理職になるとやりたい看護から遠ざかってしまいます。しかし組織の中での役割を与えられると、今度は今いる立場で何をすべきか、何ができるかを考え、「どんな職場にしたいか」そして「自分が行いたかった看護を今度はスタッフに行ってもらうにはどうすればよいか」などと物事を指導的な立場でとらえられるようになります。

自らの専門性を高めたいと思えば、認定看護管理者や認定看護師、専門看護師を目指し、独立したいという思いが強ければ訪問看護ステーションの開設など、なりたい自分をはっきりとさせることで、素敵な看護師人生を歩むことができます。

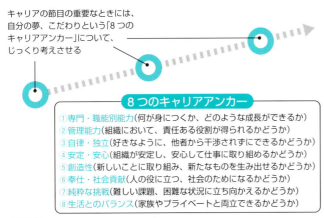

図 12　8 つのキャリアアンカー

- ①判断や結論を出さない
- ②批判や否定をしない
- ③アイデアの質より量を重んじる
- ④アイデアを結合する

図 13　ブレーンストーミングの４原則

クリニカルラダーもフレームのひとつ

訪問看護ステーションのクリニカルラダー作成

日本看護協会は2016年、看護師のクリニカルラダーを開発しました。そして病院だけでなく、高齢者介護施設や訪問看護ステーションで使えるラダーがホームページで公開されました。当グループでは、2016 年に病院におけるクリニカルラダーの再構築を行い、翌年に介護施設のラダーを作成しました。そして2018年度には訪問看護ステーションのラダーを作成しました。その流れをフレームワークで説明します。

まずは、訪問看護ステーションの管理者と主任が集まり、ミッション・ビジョン・バリューに基づき訪問看護師の「あるべき姿」を明確にします。そして、ブレーンストーミング（図 13）や、KJ 法でポジティブに意見をメモしていきます。ここでは日本看護協会のラダーに従って、当ステーションではどのような学びを取り入れるのかを書き出します。OJTがよいかoff-JTがよいかかも考えながら、集合研修としてラダーに組み込むもの、現場教育するものを羅列していきます。

そして、ラダーの基準に従ってパズルのように組み入れていきます。ほかにも、講師陣の選出と講義内容のすり合わせを行い、毎回の講義終了時には5～10 問のミニテストで理解度を確認するとともに、学習者にもやり終えた感と頑

張ったらできる感を持ってもらえるようにしています。

　当グループの訪問看護師ラダーはまだ始まったばかりですが、基準を明確化しながら目指す看護師像に沿って育成が進むことを期待しています。今後もアンケートなどを確認しながら、次年度に向けてPDCAサイクルを回していきます。

　ラダー修了時にアンケートを行い、試験で理解度の確認は行いますが、それ以外にも年度末にレポートを提出してもらい、修了証を発行するというかたちをとっています。そして、どのラダーを習得するかは自己評価を行い、次に他者評価として主任や師長と面談後、最終決定となります。

　自己評価と他者評価を取り入れることはとてもよいことだと考えています。面談の機会にもなりますし、成長に合わせたキャリアアップ支援の提案もできます。育成という視点で考えると、ぜひ導入していただきたい取り組みです。

教育はトップの思いで決まる

　教育プログラムはいきなり作成するものではなく、きちんとフレームに当てはめて分析を行い、最終的にはどんな看護師を育成したいかというトップの思いで決まります。皆さんも、スタッフ教育、指導に使えるフレームや4つの指導スタイル、Will（やりたいこと）、Can（できること）、Must（やるべきこと）などをうまく組み合わせて、育成につなげていただければと思います。

　キャリア開発支援の目的は、「個人の自律」と「個人の自律を通じて組織を成長させること」につきます。個人の自律をWill（やりたいこと）、Can（できること）、Must（やるべきこと）に当てはめて、重なる部分を自ら広げていけるようなサポートをしていきたいと思います。

●引用文献
1）川口雅裕ほか．マネジメントの基本概念が図解でわかる 速習！看護管理者のためのフレームワーク思考53．ナーシングビジネス2015年秋季増刊．2015, 66．

3 委員会の運営に使える フレームワーク

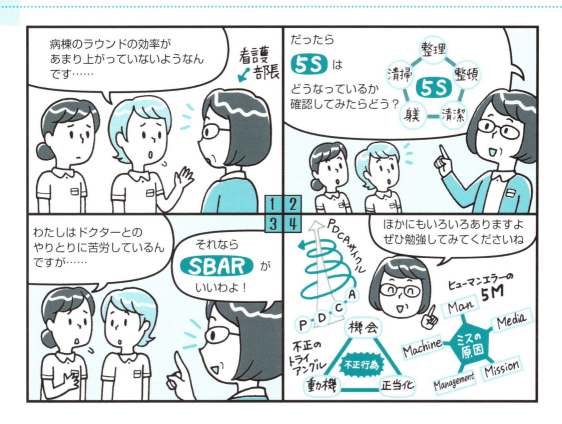

ここで紹介しているフレーム

フレーム名（本誌の解説ページ／前冊*の解説ページ）
5S（-／40*）
細かい・うるさい・しつこい（-／76*）
ビジネスモデルキャンバス（28／-）
PDCA（48／-）
RCA 分析
ハインリッヒの法則（-／46*）
SBAR（-／87*）
ホーキンズの SHELL モデル
ヒューマンエラーの 5M（-／46*）
mSHELL モデル
P-mSHELL モデル
不正のトライアングル（-／44*）

これ以外にも委員会の運営に使えるフレーム

フレーム名（本誌の解説ページ／前冊*の解説ページ）
オズボーンのリスト（-／102*）
ロジックツリー（10／110*）
マインドマップ（-／104*）

*前冊『マネジメントの基本概念が図解でわかる　速習！看護管理者のためのフレームワーク思考 53』をご参照ください

ラウンド時に使える「5S」

　当院では、感染管理委員会や医療安全管理委員会が合同でラウンドを実施していますが、このとき、5S委員会も一緒に回ります。5Sとは、整理、整頓、清掃、清潔、躾（習慣化）の5つの頭文字をとったフレームです（図1）。感染管理の視点からは清潔と不潔がゾーニングできているか、不必要なものが置かれていないかといった点を見て行きますし、医療安全上、床を這ったコンセントタップは転倒のリスクがありますし、本来あるべきところにあるはずのものが設置されていないと急変時の対応に困るといった観点でチェックリストを作成し、回っていきます。

　感染管理、医療安全、5S委員会それぞれにチェックリストがありますが、5S委員会では片づけられていない場所や問題と思われるところを写真に撮り、報告書としてあげていきます。そうすると視覚に訴えることができ、翌ラウンド時には整理整頓された写真を比較写真として掲載することもあります。定期的にラウンドを行い、「躾」を行うことによって改善に導きます。とくに感染管理では清掃や清潔が重要なポイントとなるため、たくさんの目で見てまわること

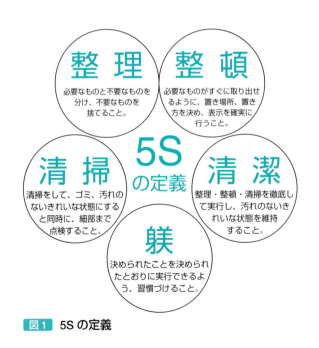

図1　5Sの定義

はとても有用です。

　できていない部署に対しては、「細かい・うるさい・しつこい」で繰り返し伝えることも重要です。第3章で紹介している感染管理認定看護師の師長がまさに実践してくれている方法です。詳しくは3章1（100～108ページ）をご覧ください。

ビジネスモデルのフレームで感染管理対策を考える

　1章10の病棟エピソードでも紹介しましたが、ビジネスモデルキャンバスのフレームを使って感染管理対策について考えてみました。29ページの図をご参照ください。

　繰り返しになりますが、このフレームは、キャンバス上に描くようにして全体的に必要事項を整理できるようになっています。あえてすべての項目に当てはめる必要はなく、たとえば感染管理委員会をどう機能させていくのかを見るときなどに活用することができます。

　リソースの欄には「感染管理認定看護師の知的財産」と記載しています。まさにこの感染管理認定看護師そのものが大きな知的財産であり、これを組織内で十分に活用することを考えることが管理者の役目となります。彼女は、標準予防策の徹底や感染防止関連グッズの整備等、ベンチマークも活用し、感染管理に必要な物品を交渉しながら導入してくれています。これらは一回導入されたからもうよいということではなく、価格はどうか、もっと良いものはないのか、他施設ではどうしているのかなどアンテナを張り巡らし、常にPDCAサイクルを回してくれています（次ページ図2）。継続的に対策を考え、改善していくことが求められています。

医療安全管理委員会で使えるフレームワーク

　医療安全によく使われているフレームにはRCA分析やハインリッヒの法則、SBAR、ホーキンズのSHELLモデルなどがあり、すでにみなさんもよくお使いかと思います。また、前冊[1]でも紹介したヒューマンエラーの5M（次ページ図3）や不正のトライアングルもあります。

　まず、ヒューマンエラーの5Mですが、これは、ヒューマンエラーの原因は、①Man（人）、②Machine（機械）、③Media（メディア）、④Management（マ

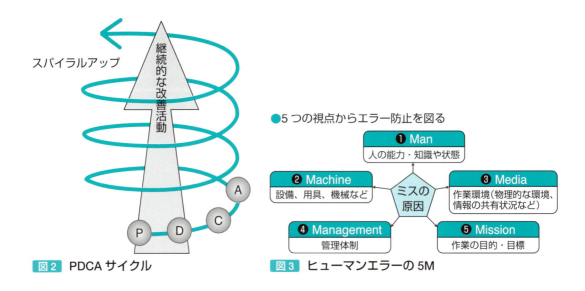

図2 PDCAサイクル

図3 ヒューマンエラーの5M

ネジメント）、⑤Mission（ミッション）という5つのMに分類できます。そもそも私たち人間が何かをすれば、必ずどこかでミスが起こりうるということを念頭に、再発防止に努めることが重要となります。

また昨今、SNSに動画などを軽い気持ちでアップして飲食店などが閉店にまで追い込まれるといった事例もありますが、このように、ちょっとした気のゆるみやミス、トラブルが病院の名前を傷つけてしまうかもしれないという視点を持つことも大切です。マニュアルや仕組み・ルールなどをつくっても、何が起きるかわかりません。すべてのことをマニュアルに記載することは不可能です。新卒看護師からベテラン看護師まで幅広い人材がいる医療現場において、「絶対」事故は起こらないということはあり得ないのです。だからこそ、ミスやトラブルは必ず起こるものと考え、「ヒヤリハット」の段階で対策を立てる必要があります。フレームを活用すれば、論理的にその原因を分析し、特定しやすくなります。

医療は命に直結するため、医療安全にはどの病院も力を入れているところです。当院でもヒヤリハットの報告を行い、院内師長会やリスク委員会で分析、美杉会グループ全体で行われる医療安全対策会議でも検討し、対策を立てるというシステムになっています。このヒューマンエラーの原因、防止対策の視点を活用し、分析するのもひとつの方法です。

●絶食患者に配膳してしまったヒヤリハットの分析

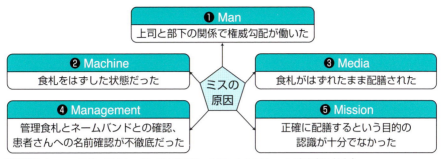

図4　ヒューマンエラーの5Mを使ってヒヤリハット事例を分析

　「新卒看護師が絶食の患者に配膳した」というヒヤリハットがありました（図4）。実際、食べることはなかったのですが、食札をはずした状態で先輩看護師から手渡され「その患者さんのものだと思い込み」オーバーテーブルに載せました。上司と部下の関係には権威勾配が働き、「先輩だから間違うはずがない」また「おかしいと思っても言えなかった」ということもあります。幸い、直後に配薬に行った別の看護師が発見して大事には至らなかったという事例です。配膳と配薬を別々に行うことでリスク回避が行われています。

　また、医療機器についても中途採用の看護師が「前の病院で使用していたものと違ったので間違えた操作方法をしてしまった」ということがあります。対策を立てるときには5Mを踏まえ「なぜ起きたのだろう」「どうすれば防げたのだろう」「組織的にシステムを変えるにはどうすればよいのか」と考えていくとよいでしょう。

ヒヤリハットや事故が起こったときの分析

　ヒヤリハットや事故が起こってしまったときの分析には、RCA分析（86ページ参照）やホーキンズのSHELLモデル（次ページ図5）などがよく使われます。

　この考え方はKLMオランダ航空のフランク・H・ホーキンズ機長が提唱したモデルです。ホーキンズのSHELLモデルでは、中心が当事者となり、その他の要素が周りで関連していることを表しています。

　そして、当事者を取り巻く環境として、「当事者以外の人」も関係していることがわかります。セル一つひとつの形がいびつなのは、個人の能力や経験、環

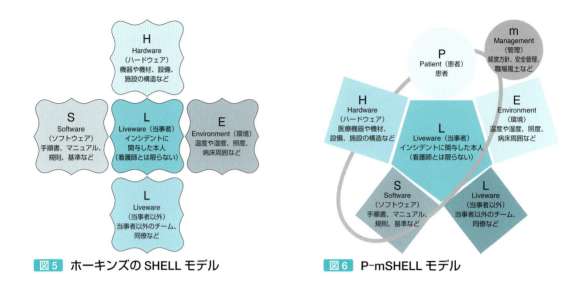

図5 ホーキンズのSHELLモデル

図6 P-mSHELLモデル

境条件等が均一ではないことを示しています。現在はここに「m」を加えた河野龍太郎氏が提唱した「mSHELLモデル」や「P-mSHELLモデル」（図6）があります。このモデルはPatient（患者）や「Management（管理）」が加わり、より医療の現場に特化したモデルとなっています。

どの分析方法であっても構いません。病院で定められた方法で実施されるとよいでしょう。

病院で考えられるエラーの要因についても、このフレームを使って考えることができます。

P　Patient（患者）：患者の容体、急変、予測できない行動、認知症、せん妄などや加齢に伴う機能の低下が考えられます。

M　Management（管理）：経営方針、安全管理、職場風土としての安全文化や安全に関する教育などが考えられます。

S　Software（ソフトウェア）：メーカーによって色が違う、医師によって指示の書き方やオーダーの仕方が異なる、略語、薬の識別などが考えられます。

H　Hardware（ハードウェア）：医療機器として輸液ポンプメーカーの混在や機材、設備、施設の構造などが考えられます。

E　Environment（環境）：患者を取り巻くすべての環境、手術室、処置室、トイレ、浴室、スタッフステーション、病室などが考えられます。

表1 似た名前の薬の例

タキソール®／タキソテール®	どちらも「抗がん剤」だが、標的が異なる
テオドール®／テグレトール®	気管支喘息の薬とてんかんの薬で、効果が全く異なる
ノルバスク®／ノルバデックス®	血圧の薬と乳がんの薬で、効果が全く異なる
プレドニン®／プルゼニド®	副腎皮質ホルモン剤と便秘の薬で、効果が全く異なる
スピロペント®／スピロノラクトン	気管支拡張剤と利尿剤で、効果が全く異なる
ビオフェルミン®錠／ビオフェルミン®配合散	ビフィズス菌／ラクトミンと糖化菌で、効果が異なる場合がある
ランソプラゾール／ラベプラゾール	系統は同じ胃薬だが、効果が異なる場合がある

L　Liveware（当事者）：インシデントに関与した本人（看護師とは限らない）

L　Liveware（当事者以外）：当事者以外のチーム、医師、患者、コメディカル、同僚などとのコミュニケーション、権威勾配などが考えられます。

　これらを網羅して分析を行っていき、本当の原因は何か、そして個人を責めるのではなく、組織として何をすべきかを考えていきます。

ダブルチェックの落とし穴

　「抗生剤を間違えた事件」が起こりました。患者への実施には至らず、「未然に発見できてよかったけれど危なかった」という事例はどの病院でも経験があるのではないでしょうか。

　不正、不祥事ではありませんが、看護業務にはリスクは常に転がっています。薬剤についても、よく似た名前のものが多すぎるのは事実です（表1）。雑務に忙殺され、ましてや夜間は勤務者も少ない中、緊急手術が入って先輩とダブルチェックを行ったとき、新人看護師は「先輩看護師に見てもらったから大丈夫だろう」と考え、先輩も「この新人はしっかりしているから間違えないだろう。いつもやっているし、先日もやっていたが間違わなかった」といった思い込みで落とし穴に入ってしまうことがあります。

　結果的によく似た名前の抗生剤と間違えてしまいましたが、手術室の看護師が「カルテの内容と違う」とチェックしてくれたため、未然に事故を防げました。つい正当化してしまうことに落とし穴が潜んでいます。そのため、不正を実行する機会をブロックするシステムが必要なのです。

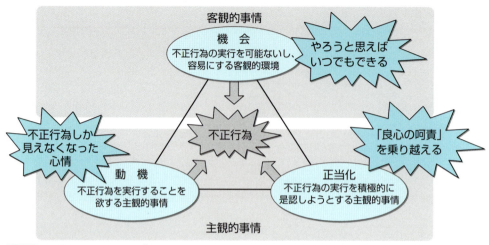

図7 不正のトライアングル

不正のトライアングル（不祥事防止のために）

　他病院では、故意に異物を点滴内に混入してしまったという事件も起こっています。これらを未然に防ぐために看護管理者としてどう取り組むかが問われています。「不正のトライアングル」（図7）では、不正行為は、①機会、②動機、③正当化という3つの不正リスク（「不正リスクの3要素」）がすべてそろったときに発生すると考えられています。これらがすべてそろわないようにする対策が必要です。

①機会　不正行為の実行を可能ないし容易にする客観的事情のことです。不正行為をやろうと思えばいつでもできるような職場環境にしないことです。

②動機　自分の望み・悩みを解決するためには不正行為を実行してしまう心情のことです。たとえば、仕事がきつくてつらい、わかってくれない上司を困らせてやりたいなどの事情がこれにあたるでしょう。

③正当化　自分に都合のよい理由をこじつけて、不正行為を是認しようとする主観的事情のことです。身勝手な言い訳がこれにあたるでしょう。

　点滴異物混入事件で考えると、防犯カメラを設置して、やろうと思ってもできない環境にする、「良心の呵責」を「正当化した理由」に変えないための倫理教育を行って職場風土をよくするなどの対策が考えられます。そして、そこまで追い込まれているスタッフの気持ちに前もって気づき、不平や不満がたまらないようにすることも大事です。

第2章　フレームワーク活用レシピ

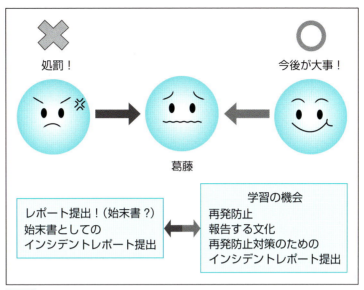

図8　インシデントのコンフリクト

ハインリッヒの法則

　ハインリッヒの法則は、アメリカの保険会社において技術・調査部に勤務していたハーバート・ウィリアム・ハインリッヒが1928年の論文で発表した災害における統計に基づいています。1つの重大事故の背景には、29の軽微な事故があり、その背景には300の異常が存在するというもので、つまり重大事故の背後には多くのヒヤリハットが存在していることを意味しています。

　1つのヒヤリハットが起こったとき、看護管理者がどのように対応するかでその後のことが決まります（図8）。「どうしてこんなことをしたの、私が怒られるじゃないの」と言って個人を責め立てると、怒られたという感情だけが残ってしまい、次の対策をどうするかより「今度何かあってもまた怒られるから、言わないでおこう、隠してしまおう」になってしまいます。

　起きてしまったことは仕方ありません。組織としてシステムをどう変えるのか、第2、第3の不幸な看護師を出さないためにはどうすればいいのかと未来について考えていきます。「あなたらしくなかったね。どうしたのかしら？」と声をかけると、スタッフはいつも頑張っていることは認めてもらっているんだという気持ちになります。また、「つい、後でやろうと思って忘れてしまいまし

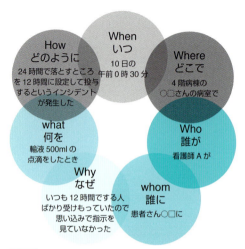

図9 インシデントレポートの6W1H

た。次回からは先にやるべきことはやるようにします。中断するときには誰もがわかるように作業中の札を活用します。今回はそれも忘れていました」とすでに自分の中で答えを持っている場合もあります。

報告するにはインシデントレポートは6W1Hをベースに

インシデントレポートを提出する目的は、個人を責めることではなく再発を防止することにあります。そして、今後起こるかもしれないインシデントやアクシデントを未然に防止することです。6W1H（図9）をベースにした報告によって原因を細かく分析し、組織としての対策を立てることで再発を防止することができます。

まずは発生した事実を客観的に把握し、その前後になにがあったのか、起こった背景、その状況、患者への実害などを分析することが必要です。

RCAとは

RCA分析（根本原因分析）はインシデントやアクシデントの原因を分析する手法です。RCAとはRoot-Cause-Analysisの頭文字の略語で、根本原因を分析するということです。

RCA分析の目的は根本原因を分析することによって再発を防止することに

あります。どちらかといえば、事故を未然に防止するよりも再発を防止するための分析といえます。RCAは多くの医療機関で使用されており、インシデントやアクシデントの根本原因に有効な手法のため、効果的な再発防止策を立てやすいといえます。

分析を開始するために

　事例が発生したら、RCAを実施するメンバーを招集します。できれば医師を含む多職種（看護師、薬剤師、検査技師、PT/OT、事務職など）による混合のチームで構成します。同じ職種だけでは発想や気づきに偏りがあるためです。職種の専門性を発揮し、さまざまな角度から発生した事象を見ることで、本質的な原因が見えてきます。

出来事の流れを図にしよう

　次に、出来事の流れ図を作成して分析のベースをつくります。出来事の流れ図は、報告があった出来事を資料に基づいて時系列に並べていく図のことです。出来事の流れ図は以下のような手順で作成します。カラーの付箋を使用するとやりやすいです。1枚の紙には1つの出来事を客観的に記載します。

1. 事例の事実を把握
2. 5W1Hまたは6W1Hを確認
3. 出来事の事実を書き出す
4. 出来事を時系列に並べる
5. インシデントが発生した時間の経過と事実に沿って付箋を並べる

なぜなぜ分析で根本原因をみつけよう

　出来事の流れ図ができたら、「なぜなぜ分析」を行います（次ページ図10）。なぜなぜ分析とは、1つひとつの出来事に対して「なぜそうなったか？」を考えていく方法です。「なぜ？」に答えながら問題を掘り下げていきます。

情報をより詳しく精査するには現場へ

　報告書だけでは見えづらい部分もあります。そこで、とくにアクシデントの場合は実際の現場での調査やヒアリングを行うとよいでしょう。現場に行くと意外なことに気づくこともありますし、実際とは異なるギャップを感じることもあります。なぜなぜ分析を行う前にこのギャップを埋めることが大切です。

因果関係図を作成しよう

　なぜなぜ分析や現場の確認、ヒアリングを終えたら、因果関係図を作成して

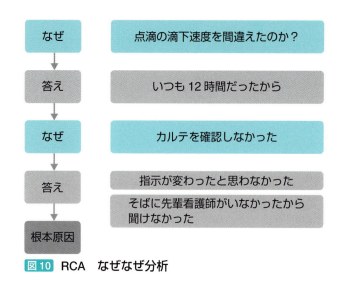

図10 RCA　なぜなぜ分析

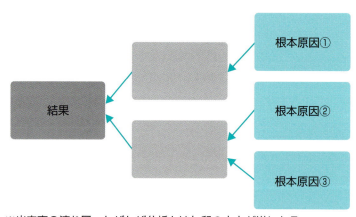

※出来事の流れ図、なぜなぜ分析とは矢印の方向が逆になる
図11 RCA　因果関係図

いきます（図11）。根本原因となるものが複数存在することもあるため、注意が必要です。

いよいよ対策を立案

根本原因が見つかったら、次に対策を立案します。まず、根本原因に対する対策になっているかから見ていきます。そして、対策は誰もが実行可能か、マニュアルに落とし込むなど具体的に行えるものか、対策を実施したら効果はあ

るか（新たなインシデントを防止できるか）、費用対効果はどうか、継続して行えるか（歯止めと標準化）、ほかの業務を圧迫しないかなどに注意して立案します。

そして、RCA分析メンバーでまとめた結果を院長や看護部長にも報告し、対策を実施するための許諾を得ます。あとは、委員会を通じて対策を立案するのですが、ここで注意しなくてはならないのは「安易な対策ワースト3」で終わらせないことです。

委員会や会議で周知する、ポスター掲示、勉強会の実施などがよく対策としてあがりますが、これらは効果が期待できず、担当者のやり切った感で終わってしまうからです。当院でも以前、対策立案のときに「もう出尽くしました」という声が上がったことがあります。注意力は維持できませんし、忘れ去られることもあります。「注意力も記憶力も薄れる」という前提で、次のような対策を考える必要があります。

1. やめる（なくす）
2. できないようにする
3. わかりやすくする
4. やりやすくする
5. 知覚能力を持たせる
6. 認知・予測させる
7. 安全を優先させる
8. できる能力を持たせる
9. 自分で気づかせる
10. チェックリストで検出する

対策を立案後、状況はどう変わったかを追跡して評価を行い、効果の有無を見ていきます。対策を立案し、たとえばポスター掲示や勉強会を実施したことだけで満足していませんか？　やり切った感で終わらせず、効果が出るまで追跡・評価することが大切です（次ページ図12）。

報告するならSBARで

当院では報告にSBARのフレームを使用しています（次ページ図13）。SBARとは次の4つの頭文字から名づけられました。

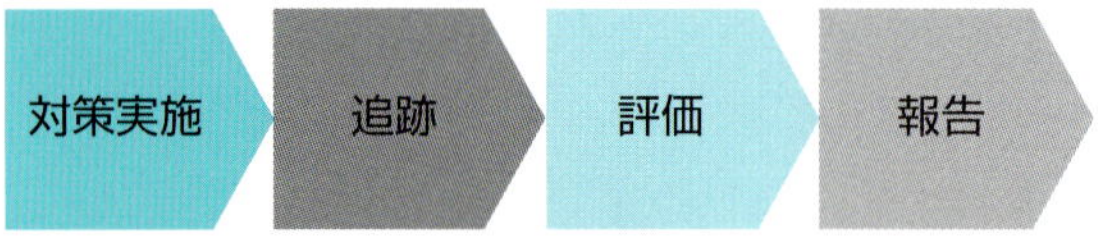

図12　RCA　対策実施後の流れ

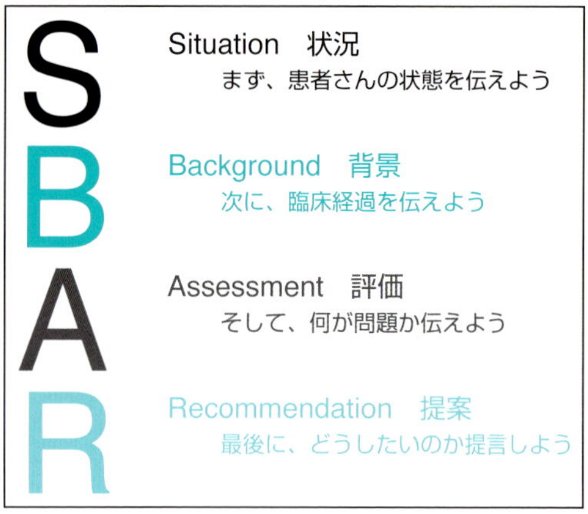

図13　SBAR

1. Situation　→「状況」
2. Background　→「背景」
3. Assessment　→「評価」
4. Recommendation　→「提案」

　ある師長が医療安全の研修を受講し、伝達研修後、取り入れてくれたフレームです。今ではラミネートをしたカードを電話の横に吊り下げてこの内容で報告ができるようにしてくれています。このフレームは、医療チーム間のコミュニケーションにおいて、どの内容をどう伝えると効果的かを明示しています。SBARに基づいたコミュニケーションをとることで、状況、背景、評価、そして提案もしくは依頼が明確化し、スムーズな連携をとることが可能となります。
　医療安全には、まだまだ使えるフレームがたくさんあります。頭の中を整理しながら対策を練るときにはオズボーンのリストやロジックツリー、マインドマップなどもお勧めです。

●参考文献

1) 川口雅裕ほか．マネジメントの基本概念が図解でわかる　速習！看護管理者のためのフレームワーク思考53．ナーシングビジネス2015年秋季増刊．2015，144p．
2) 相馬孝博．ねころんで読めるWHO患者安全カリキュラムガイド．大阪，メディカ出版，2013，135p．

4 業務改善提案や交渉に使えるフレームワーク

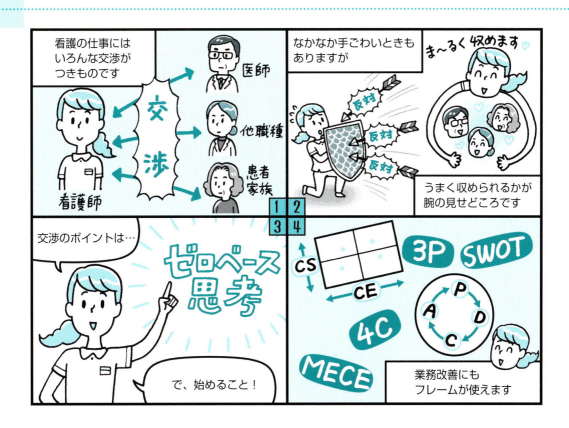

ここで紹介しているフレーム

フレーム名（本誌の解説ページ／前冊*の解説ページ）
ゼロベース思考（-／120*）
3P（-／116*）
リポートとラポート（-／86*）
SBAR（-／87*）
ロジックツリー（10／110*）
Win-Win（-／114*）
CS／CE 分析（-／122*）

これ以外にも業務改善や交渉に使えるフレーム

フレーム名（本誌の解説ページ／前冊*の解説ページ）
4C 分析（40／-）
PEST 分析（12／54*）
3C 分析（14／52*）
マインドマップ（-／104*）
オズボーンのリスト（-／102*）
SWOT 分析（24／56*）
MECE（-／112*）
5W1H（46／84*）
PDCA（48／-）
ムリ・ムダ・ムラ（-／38*）

*前冊『マネジメントの基本概念が図解でわかる　速習！看護管理者のためのフレームワーク思考53』をご参照ください

ゼロベース思考

　私たちは日ごろ、さまざまな場面で業務改善の提案や医師、スタッフ間や他部門との交渉などを行っています。このとき、無意識にフレームを使っていることもあると思います。「ゼロベース思考」などはまさにそうです。

　これはフレームワークを考えるときの基本となる思考です。スタッフが何かトラブルを起こしてパニックになっているとき、「まずは落ち着いて！」「頭をゼロに戻してゆっくり考えよう」ということはないでしょうか。ゼロベース思考では、既成概念を取っ払い頭の中をゼロにして発想豊かに事象をとらえていきます。このとき狭い視野の中でネガティブな考えに傾かないように気をつけます。また、「顧客にとってどうか」「看護師にとってどうか」など、問題と思う部分のターゲットの存在を意識した視点で考えることも大切です。

　また、何かの改善策を立てていて行き詰まりを感じとき、すべてのしがらみを取り除いて考えるやり方もゼロベース思考に当たります。既存のシステムやマニュアル、昔ながらのやり方、年功序列の配置などをすべていったん白紙に戻し、「そもそも」を考えるフレームです。とくにベテランになってくると経験やしがらみに邪魔をされて「素直な頭」になれないことも多くあります。そこで、まずは頭をリフレッシュし、ゼロベースで考えることを心がけるとよいでしょう。

他部署にお願いごとをするときに使えるフレーム——医師に対して使えるフレーム

葛藤や対立は、3Pで乗り越える

　医療の現場ではさまざまな葛藤が生じます。患者さんと医療者の間では対応のまずさや待ち時間、態度、治療や医療、看護の結果に対するクレームなどがあげられます。また、医師と看護師の間では患者さんに対する思い、意思の相違などで対立することもあります。

　このようなときは3P（図1）で考えることが大切です。クレームを言っている患者さんの場合、決してすべてに対して怒っているわけではなく、結果として怒る原因となった本当の理由があるはずです。当院では中立第三者として、メディエーターの役割を医療安全や総務部の担当者が担うこともあります。両

第2章　フレームワーク活用レシピ

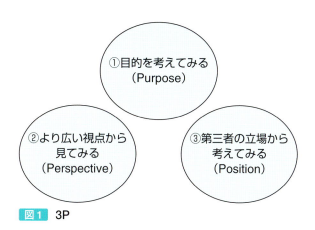

図1　3P

者の思いを聞き出し、焦点となっているのはどこか、視野を広げ、違う角度からアプローチして解決に向かいます。早期に介入すれば、それだけ早く収まることにつながります。

医師と看護師の間の場合は、師長の手腕の見せどころです。当院ではどの師長もうまく間に入って切り盛りしてくれています。看護管理者として、3Pでしっかり分析しながら対応できるようになりたいものです。

リポートとラポートも活用

業務上、事実や情報を述べるリポート・トークが要求されます。医師に情報を伝える際も報告ツールとしてSBARを使うことが多いです。当院でも使用しています。

Sとして状況や危険なこと、最も伝えたいことを先に話し、次にB：患者の背景、A：判断や重症度、R：こうしてほしいという提案を述べるよう、新人のときに教え込まれます。確かに医療は命に関わる仕事ですから、急変などの状況でこのようなツールが必要なのは仕方ありません。しかし、管理者として部下を育成する場合、頭を切り替えてラポート・トークで調和や信頼関係を築くことも必要です。とくに医療ミス（ヒヤリハット）が起こったときにはこちらが有効です。まず、勇気をふりしぼってミスしたことを伝えに来たスタッフに「よく話してくれましたね」と報告できたことを褒め、「なぜやったのか？」とミスを責めるのではなく、「あなたらしくなかったわね。なにかあったの？」と自分の主観や気持ちを伝えながら状況をさりげなく聞き出し、起こったことを責めるのではなく「今度から起こさないようにするにはどうしたいいのかなぁ」

と本人の思いを聞き出しながら対策を立てるように気をつけています。管理者には、この2つをうまく使い分ける能力が必要とされていると思います。

他部署に対する交渉

その仕事、看護師免許がいりますか？

以前、日本看護協会の前会長である坂本すが氏が「看護師の仕事は単に医師と患者の『仲介役』ではなく目標に向けて『患者』と『医師等』がスムーズにやり取りできるよう問題を見抜いて両者に働き掛ける『間隙手（かんげきしゅ）』としての役割がある」とおっしゃっていました。確かに看護師の元にはさまざまな仕事が集まってきます。気配り、心配りが得意な看護師には仕事も余計に集まってくるといえるでしょう。

しかし、隙間を埋める仕事をやっているとはいえ、中には『間隙手』ではなく、『何でも屋』的な仕事に終わっている看護師もいるのではないでしょうか。「その仕事、看護師免許がいりますか？」と思われるような雑務もたくさん含まれているように思えます。ワーク・ライフ・バランスのインデックス調査を行ったところ、「看護に費やす時間が取れない」という回答が意外に多く驚きました。もちろん忙しく動き回る看護師は、患者さんファーストで患者のためにと一生懸命に奮闘していますが、もっと他部門とも協力してもよいのではと思われる仕事もたくさんあります。丸投げするのではなく、うまく移譲していくことも大切です。

手術着の枚数を増やすか、洗濯を外部委託するか

手術室に勤務する師長が毎朝7時や7時半に出勤していました。理由を聞くと手術着や手術の覆布を洗濯するために来ているといいます。その仕事はもちろん免許はいりません。看護補助者もいますが「洗濯の量がとても多くて手が回らず朝からやらなければならない」というのです。洗濯した手術着や覆布は乾燥機にかけて乾かし、滅菌をするといったかなりの手間がかかっていました。そこで、朝早くから洗濯をしなくてすむように、手術着を新たに買って枚数を増やすか洗濯の外部委託ができないかを検討してもらいました。結果、人件費や水光熱費を考えると外部委託のほうが安価ということになり、外部委託することになりました。

業務改善を行う場合は、まずはロジックツリーで分析した後、改善が必要で

第 2 章　フレームワーク活用レシピ

表1 業務改善に使えるフレームワーク

プロセス	使用できるフレーム
分析	ロジックツリー
①情報収集	4C
②課題発見	PEST　3C
③アイデアを出す	マインドマップ　オズボーンのリスト　SWOT　MECE
④実行	5W1H
⑤アセスメント	PDCA

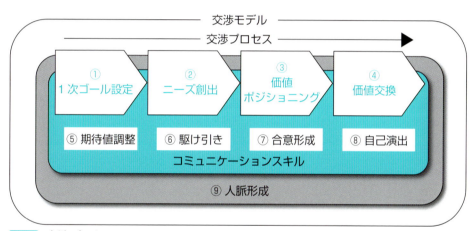

図2 交渉プロセス

　あると思われるものに対しては、①情報収集②その中から課題発見③アイデアを出す④実行してみる⑤アセスメントしさらに改善する、という流れが基本となります。このプロセスでは表1に示したフレームが活用できます。

　そして、交渉のときはWin-Winの関係を構築する観点から①ゴールを設定②ニーズを創出③価値ポジショニング④価値の交渉へと進みます（図2）。進める中ではコミュニケーションを取りながら根回しや駆け引きを行い、合意形成へとつなげていきます。交渉には人脈も不可欠です。日ごろから良い人間関係を構築しておくことが重要です。

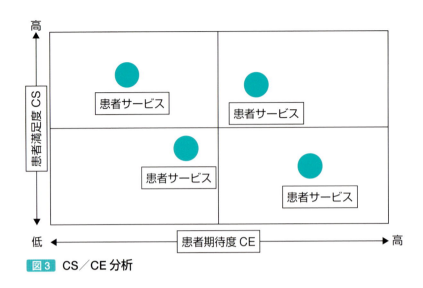

図3 CS／CE分析

新たな改善案を提案するときはCS／CE分析が使える

　医療はサービス業といわれています。顧客の期待という点では、一流ホテルなどから学ぶことがたくさんあります。「顧客期待」について考えたとき、一般のお客さんの場合は日常生活の「期待」より「実感」が大きければ満足につながりますが、患者さんの場合は非日常からのスタートで「不安」が分母になっているためかなりナイーブです。そこで、ちょっとした配慮や気づかいが求められます。

　「廊下で通りがかった看護師さんが優しく声をかけてくれた」「子どもの目線まで腰を下ろして頑張ろうねと言ってくれた」「外来が込んでいて、イライラしていたら看護師さんが『つらいのにゴメンナサイね』と言ってくれた」など、どれもちょっとしたことですが感謝の言葉としていただいた言葉です。

　患者満足を追求するとき、ご意見箱や退院時のアンケートも有用ですが、ご意見をうのみにして対策にお金をかければいいというものでもありません。それらを分析してどこが足りないのか、満足が高いのか低いのか、期待値はどうなのかという視点で見ていくことが大切です（図3）。

　たとえば「待ち時間に買い物ができるように、コンビニを設置してほしい」というご意見がありました。確かに絶食で病院に来られて、採血などの検査を

受けたあと、結果が出るまでには時間があります。軽食でもつまめればという患者さんの気持ちはよくわかります。しかし、病院の玄関を出て200メートル程度のところにすでにコンビニがあり、120床の病院にコンビニが来てくれるわけもなく、自前で売店を設置しても赤字になるリスクがあります。それを押してまで開設をするのかという点では無理があります。

　そこで当院では折衷案として、某コンビニの自動販売機を1階フロアに設置し、軽食がとれるテーブルを配置しました。これもちょっとしたアイデアですが、患者さんからは好評で「コーヒーやサンドイッチ、おにぎりなどがあるのはありがたい」と言ってくださっています。期待と満足度のポートフォリオを意識して発想の転換を行うことで、理想と現実から多種多様な顧客満足への展開につなげていくことができます。

第3章

フレームワーク活用事例

看護管理の実際の場面で、どのようにフレームワークを活用できるのか、4名の活用事例を紹介します。どのような場面で、どんなフレームワークが活用されたのか、さらに何をどう考え、どう分析し、どう判断したのかという点にも気をつけながらお読みください。

前冊『マネジメントの基本概念が図解でわかる　速習！看護管理者のためのフレームワーク思考53』で解説したフレームも登場しますので、ぜひ前冊も併せてご覧ください。

1 フレームワークを使った感染対策の取り組み ……………………………… 100
2 フレームワークを使ってスタッフ指導や業務改善の効果を上げる ……… 109
3 フレームワークを使った事業所行事の企画・運営の取り組み …………… 122
4 ワーク・ライフ・バランス推進事業におけるフレームワーク活用 ……… 131

1 フレームワークを使った感染対策の取り組み

社会医療法人美杉会　佐藤病院　医療安全管理室　師長　感染管理認定看護師　**三浦利恵子**

フレームワークは、多忙な中でさまざまな考え・行動を整理整頓するために使っています。また、委員会活動の中でもフレームワークを使用して年間目標や感染対策を立てています。本稿ではその中のいくつかを紹介します。

フレームワークで感染対策もシンプルに！

当法人は、急性期病院から介護・在宅サービスなど26施設69事業所を展開し、地域包括ケアを担っています。私は急性期病院と介護施設等の感染管理担当をしており、感染管理委員会の運営、感染防止対策を実践現場のスタッフと考えながら行っています。感染管理担当になり9年になりますが、「完璧だった」という年は一度もありません。毎年、毎日の振り返りで「次回はこうしよう」「このアイデアはどうか」など試行錯誤を繰り返しています。

フレームは意識せずに使うこともあれば、前冊『マネジメントの基本概念が図解でわかる　速習！看護管理者のためのフレームワーク思考53』[1]から問題についてのフレームを選び出して使うこともあります。

「5S」は感染管理の基本！

フレームワークのひとつである5Sとは、「整理」「整頓」「清掃」「清潔」「しつけ（習慣）」です。

十数年前、私が初めて感染管理委員になっていちばん初めに学んだのが5S活動です。感染管理認定看護師の上司から、5Sは感染管理の基本であることを繰り返し学びました。

患者さんの療養環境を整えることは感染管理においても重要です。5Sとは、療養環境に必要なもの、不必要なものを分ける（整理）、必要なものを規則正しく配置し、誰にでもわかるように明示する（整頓）、療養環境をほこりや汚れのない状態にする（清掃）、整理・整頓・清掃（3S）ができている状態にする（清潔）、決められたこと（マニュアル）を守る、習慣づける（しつけ）です。このフレームは新人オリエンテーションでも最初に伝えるようにしています。

第3章 フレームワーク活用事例

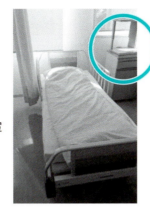

デイサービスの静養室

緊急用の吸引器は別の場所に待機させ、周りには何も置かない

写真1 5Sの実践例（ベッド周りには何も置かない）

　介護施設では、ノロウイルスなどが流行するシーズン前に、「5Sの再確認キャンペーン」を行います。利用者さんが居室やフロアで嘔吐された場合、速やかに吐物を処理しなければなりません。その際、ベッド周りに日ごろ使用しないものがあふれていたり（写真1）、フロアに細かなイベント用品などが置かれていると適切な処理が行えません。いつどこで予期せぬ出来事が起きても速やかな対処を行えるよう、この「5S」はなくてはならない実践現場のフレームワークです。

　また、このフレームワークの考え方は感染管理だけではなく、すべてにおいて基本となります。当院では、5S委員会、リスクマネジメント委員会、感染管理委員会の3つの委員会で月に一度ラウンドを行っています。5S委員会は整理、整頓、清掃、清潔、しつけの5つのポイントから、清掃はできているか、掲示物は剥がれていないか、古くなった掲示物が貼られたままになっていないかなどを確認します。リスクマネジメント委員会では、個人情報が表示されている電子カルテがそのままになっていないか、壁にかけている額縁が落ちる危険はないのかなどの確認を行います。感染管理委員会では、決められた手指衛生が適切に行われているか、感染性廃棄物が適切に廃棄されているかなどを確認し、それぞれさまざまな角度からチェックを行います。

　合同ラウンドの結果は、写真をつけた報告書で現場にフィードバックします。報告書は指摘ばかりにならないよう、その部署が頑張っている、できているところも記載します。

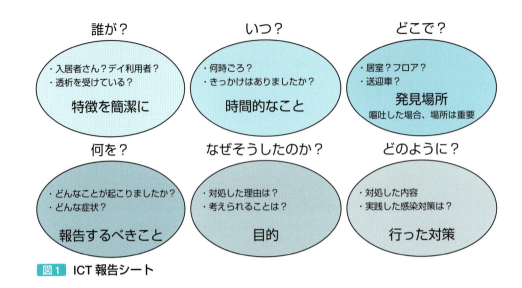

図1 ICT報告シート

「5W1H」でスムーズな報告をする！

　「5W1H」はよく知られているフレームワークです。感染関連事例の報告は、この「5W1H」を意識しながら行うようにしています。フォーマットを作成し、口頭でも書面でも整理しながら、必要事項がもれなく報告できるようにしています。

　介護施設などでインフルエンザなどの感染症（疑い）が発生したとき、現場は少し混乱します。利用者さんや周りに対して感染対策を始めなければならない、濃厚接触者を抽出しなければいけない、施設長とICTに報告しなければいけないなど、一度にいろいろなことが頭をよぎります。あわててそのまま現場スタッフが報告をしてくれても大抵はよくわからず、1つひとつ聞き直しながら報告を受けていました。

　そこで、「5W1H」のフレームを使った「ICT報告シート」を作成し（図1）、このシートに沿って、実際にまとめてみることから始めました。その後、記入しなくてもICT報告シートを見ながら報告できるようになり、今ではシートを見なくても、もれなく報告できることにつながっていきました。

　介護施設の利用者さんから発熱者が発生した場合の報告です。「5W1Hシート」を使用する前は、「○○施設の△です。カラオケのレクリエーションが終

わって皆さんがおやつを食べていました。機嫌よくおやつを食べてほかの人とお話しされていたのですが、急に顔が赤くなっていると他の利用者さんに言われ、熱を測ったら38℃でした。その人は帰りました。他の利用者さんはどうすればよいですか」という報告でした。

　これを Who（誰が）When（いつ）Where（どこで）What（何を）Why（なぜ）How（どのように）で整理すると、「〇〇施設の△です。デイサービス利用者さんが、14時くらいから38℃の発熱があり、受診をするために帰宅しました。インフルエンザも考えられるので、濃厚接触者にはサージカルマスクを着用して頂きました」とシンプルに報告ができるようになりました。

　また、報告と同時に行動しなければならないため、感染症が疑われる場合に何を行わなければならないのかを「5W1H」に合わせて具体的に記した「感染管理早見表」を作成し、活用しています。

「鳥の目・虫の目・魚の目」で視点を変えてデータ分析を行う

　感染管理において、現場で行っている感染対策が正しいのか、改善したほうがよいのかを評価する方法のひとつにサーベイランスがあります。自施設の感染率を蓄積してベースラインを抽出し、何か問題が起きていないかの指標にします。

　当院でも、デバイス関連感染や手術部位感染、耐性菌、アルコール手指消毒剤の使用量などのさまざまなサーベイランスを行い、対策の評価を行っています。会議や委員会、師長会などでデータをフィードバックしますが、感染率に変動がないことが多いため（よいことですが）、検討に至らず、自分の目には見えていない問題が隠れているのではないかと感じることがあります。

　委員会ではリンクスタッフの目線での評価があります。たとえばアルコール使用量の変化についても、「ガーゼ交換をする患者さんが少なかった」「術後にドレーン挿入患者さんが多かった」など、現場で考えられることが出てきます。また、「手荒れのスタッフが増えてその影響があるのかも」との考察から、手荒れのあるスタッフへの介入につながることもありました。現場ならではの評価で、気づかせてもらうことも多くあります。

　私がリンクスタッフの時代は、ほかの施設がどうなのかという興味もなく、せいぜい他部署と比べてどうなのかしか考えられませんでした。その後、感染

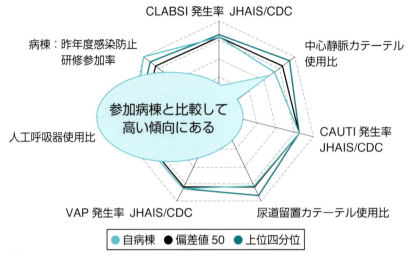

図2　DiNQLとの比較

　管理委員会を運営するようになり、同じような施設はどうなのか、地域の中ではどうなのか、全国レベルではどうなのかと考えるようになりました。今は厚生労働省のホームページや、都道府県感染症情報センターをはじめとしたインターネットでも情報を得ることができます。

　地域での評価は、地域における感染管理ネットワークで基幹病院をはじめとした近隣の施設の状況を含めた評価を行い、厚生労働省院内感染対策サーベイランス（JANIS）システムでは全国との比較の評価を行っています。同じ特色を持つ施設との比較は、日本看護協会の労働と看護の質向上のためのデータベース（DiNQL）で、病床数などの施設背景から他施設と自施設、自施設の病棟間の比較が可能であるため、自施設だけでなくさらに大きい視点で評価することができます（図2）。

　日常の業務では、同じようなデータや環境の景色が当たり前になってしまい、偏った考えや目線になりがちです。全体を見る（鳥）・細部を見る（虫）・流れを見る（魚）のフレームを意識しながら、偏りのない視点を持つことが大切です。

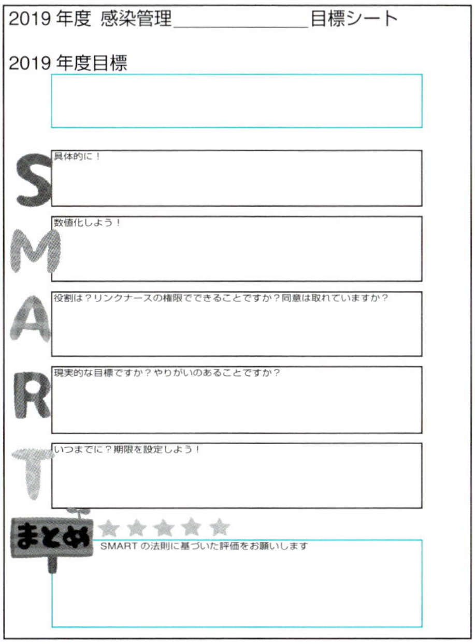

第3章　フレームワーク活用事例

```
2019年度 感染管理＿＿＿＿＿＿目標シート
2019年度目標
┌─────────────────────┐
│                     │
└─────────────────────┘

S  具体的に！
   ┌──────────────────┐
   └──────────────────┘
M  数値化しよう！
   ┌──────────────────┐
   └──────────────────┘
A  役割は？リンクナースの権限でできることですか？同意は取れていますか？
   ┌──────────────────┐
   └──────────────────┘
R  現実的な目標ですか？やりがいのあることですか？
   ┌──────────────────┐
   └──────────────────┘
T  いつまでに？期限を設定しよう！
   ┌──────────────────┐
   └──────────────────┘

まとめ ★★★★★
   SMARTの法則に基づいた評価をお願いします
   ┌──────────────────┐
   └──────────────────┘
```

図3 SMARTの法則を用いた目標シート

「SMARTの法則」を委員会の目標管理に活用！

　委員会では、各部署のリンクスタッフが前年度の自部署の課題を踏まえて年間目標を立て、活動しています。A部署では、「感染症疑いの患者への対応と知識の向上」を目標に掲げましたが、その年度末には「評価が難しい、評価ができない」と頭を抱えていました。これは、目標が大きすぎて具体的に何をするべきなのかが明確ではなかったためと考えます。

　B部署では、「中心ライン関連カテーテル感染をゼロにする」という目標を掲げ、「アルコール使用量を10月までに1スタッフあたり10％使用量の増加、3月までにさらに10％の増加を行い、手指衛生を徹底する」と具体的な内容が書かれていました。B部署は年度末に目標達成の評価が行えることと思います。

　次年度の目標を立てるときは、今年度の自部署の課題から次年度の目標を考えます。SMARTの法則を用いて、わかりやすい（S）、測定可能な（M）、合意はできているのか（A）、達成可能な・現実的な（R）、期限が設定されている（T）の条件を踏まえ（図3）、取り組んでいきたいと考えています。

近年、麻しんや風しんの罹患者が多く、社会的問題になっています。私たち医療従事者は罹患のみならず、自分自身がウイルス疾患の抗体を保有していない場合や抗体の有無がわからない場合は、患者さんや利用者さんに感染させてしまう恐れがあるため、就業制限がかかることがあります。麻しんや風しんなどのウイルス疾患はワクチンで抗体を獲得できるものもあります。抗体があれば不要な就業制限をかける必要がないため、医療従事者はとくにワクチン接種を行い、抗体を保有しておくべきだと考えます。

法人グループICTでは、今年度の取り組みとして「不必要な就業制限をなくす」という目標を立てました。「自分のウイルス疾患抗体保有の有無を知る」「ウイルス疾患抗体保有の必要性を理解する」という対策（S）で、2019年2月まで（T）に、麻しん抗体保有率を前年度の80％から95％に上げる（M）、と具体化を目指しました。感染対策はICTだけではできないため、他部署を巻き込むことも重要な事項です。そこで法人ICTとケアワーカー感染管理委員会、人事部にも協力（A）をお願いしました。また、自分自身の抗体価を把握するために「抗体保有カード」を作成し、見える化（可視化）しました。

目標管理は、仕事を行っていくために必要なことです。うまく目標設定ができた部署はPDCAサイクルをうまく回していくことができ、現場の感染管理に大いに活用できると考えます。

「細かい／うるさい／しつこい」で大事なことは何度も繰り返す！

感染管理の勉強を始めた当初、感染管理委員会では、手指衛生の方法やタイミング、感染対策に必要な個人防護具の着脱の方法などを繰り返し練習したことを思い出します。個人防護具のサージカルマスク（以下、マスク）は息苦しく、話しづらくてうまく着用するのが苦手でした。マスクを着用する理由もよく理解していなかったので、正しく使用できていないときもあり、感染管理認定看護師の上司にはよく注意を受けたものです。今では、マスクを着用する必要性、着用する正しい場面、不必要な場面を新人オリエンテーションや研修会で、経験談も含めながら伝えていますが、当初の頃を思い出すと今でも恥ずかしい気持ちになります。

プリーツを広げ、鼻から顎まで覆うのが正しいマスク着用方法です（図4）。マスクから鼻が出ている場合や顎までマスクをずらした不適切な使用は本来の

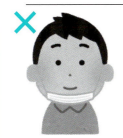

図4 マスクの適正使用

目的から逸脱しています。そして何よりマスクは感染対策に使用するためにあるため、当法人では必要なときにしか使用を認めていません。

適切な場面以外で着用すると、マスク表面についた微生物を手で触り、手が汚染されます。マスクを触った後は手指衛生を行わなければなりません。その手指衛生にエラーが起こると、患者さん、自分自身にも微生物伝播のリスクが大きくなります。そのため、不必要なマスクは着用すべきではありません。

個人防護具を正しく使用することは、ムリ・ムダ・ムラの是正にもつながります。これも上司から学んだことのひとつとして、今でも大切に取り組んでいます。

院内ラウンドのとき、看護ケアが終了しているにもかかわらずマスクを着用している、マスクを顎まで下げて患者さんと会話しているなど不適切な場面を見かけることがあります。そんなとき、私は（以前の自分を棚に上げて）「ちゃんとマスクをつけてください」「鼻が出ていますよ」と注意をしたり、廊下でマスク着用者を見かけると、「なぜマスクをしているのですか」と声をかけたりしています。そして、マスクを着用する明確な理由がないときはマスクを外すように伝えます。きっと言われたスタッフはうるさいと思っていることだと思います。

毎日院内ラウンドをしていると、不適切着用者やマスク愛用者はだいたい決まってきます。そのスタッフは、マスクから鼻が出ていたり、顎にずらして使

用したりすることはもはや習慣になっていると考えます。かつての私もそうだったと思います。だからなおさら、不適切な習慣を適切な習慣に変えるため、私は「細かい・うるさい・しつこい」のフレームを使用しているのだと思います。私もそうして習慣が変わったからです。

　今では、私の姿を見ただけでマスクを外したり、マスクを適正な位置に直してもらえるようになりました。先日、院内ラウンドをしているとき、出入りする業者さんにマスクを手渡しているスタッフを見かけました。「プリーツを全部のばし、鼻から顎まで覆ってくださいね」と説明している姿を見て、渡すだけでなく着用方法まで説明してくれてすばらしいと感動していると、「うちの病院、正しいマスクの着用にうるさいですから」と一言つけ加えられていて、思わず苦笑いをしてしまいました。

　ある病棟でのラウンド時、病棟内のスタッフにマスク着用者が多く、「今日はこの病棟、体調不良者が多いのかな」と思うことがありました。病棟師長に声をかけると、「花粉症でくしゃみが出ることがあるのでマスクを着用している」「自分の子どもが風邪をひいているから」など、マスク着用の理由をきちんと把握していました。病棟師長やリンクナースたちが「細かい・うるさい・しつこい」を自部署内で実践してくれていることがわかり、うれしく思いました。

　その一方、声をかけると露骨に嫌な顔をされたり、何度声をかけても顎までずらして使用しているスタッフに会うと、落ち込んで心が折れそうになることがあります。しかし、私も「またあなたですか？」というような嫌味な態度になっていたかもしれないと内省し、次は声のかけ方を変えてみようとか他の人からささやいてもらおうなど、いろいろ模索しながら、明日からもこのフレームで院内ラウンドを行いたいと思います。

●参考文献

1) 川口雅裕ほか. マネジメントの基本概念が図解でわかる　速習！看護管理者のためのフレームワーク思考53. ナーシングビジネス2015年秋季増刊. 2015, 144p.

2 フレームワークを使ってスタッフ指導や業務改善の効果を上げる

社会医療法人美杉会　佐藤病院　病棟師長　認定看護管理者　**和栗裕子**

病棟のマネジメントにおいては、さまざまな場面でフレームワークが活用できます。本稿では、スタッフ指導や業務改善の事例を紹介します。

コーホート分析で対象を理解する

　コーホート分析とは、生まれ育った時代の政治・経済・社会状況などの影響を受けた結果として、その世代が共通に持っている価値観や考え方、意識を分析するものです。

　次ページ表1にある3つの効果のうち、世代による変化は無視されがちで、「この年代はこのようにあるべき」といった固定観念でマネジメントしてしまうことが多くあるため、注意が必要とされています。このフレームは、新人や中途入職ナース、中堅ナースの指導・教育における対象の理解にも使えます。世代の特徴は、次ページ表2のようにいわれています。

　多くの新人ナースに相当するZ世代の特徴は、わからないことはすぐにモバイルデバイスで検索し、常に最新情報にアクセスできるため、信頼できない情報には敏感なことです。「会社（病院や施設）は絶対」という思いはなく、病院や施設、組織に対しても正しさ・平等を求めます。

　「昔は……」「私が新人の頃は……」という概念を今の新人指導・教育にそのまま使うことはできないため、指導・教育担当者は、対象者の特徴を踏まえた方法をとるようにします。まずは、指導・教育担当者が、各年代の特徴いわゆる「世代」効果を理解できるよう、勉強会を実施しています。対象者が理解し、行動できるような指導・教育方法をとらなければ、指導される側が成長できないだけでなく、指導する側が疲弊してしまうからです。

　Z世代の特徴から、次のことを指導に生かすようにしています。
①疑わしい情報、信頼できない情報には敏感であるためZ世代が信用できると感じられる環境づくりを重視する。
②プライベート等の価値観を尊重。個人主義だが、信頼できる相手への貢献意識が高いため高圧的態度は厳禁とする。Z世代の価値観を尊重し、理解者と

表1 コーホート分析[1]

「時代」効果	年齢や世代を問わず、社会全体の流れから影響を受ける変化	例：モンスターペイシェント、紙カルテから電子カルテの変化に伴う影響、晩婚化・未婚者の増加
「加齢」効果	人間の生理的な加齢やライフステージの移行から影響を受ける変化	例：子育て世代、介護世代
「世代」効果	生まれ育った時代環境によるその世代固有の特徴	例：マニュアル世代、ゆとり世代、スマホ世代

表2 世代の特徴

1960年～1974年生まれ	X世代	しらけ世代、政治や社会に対して冷めている傾向、個人主義、内向性
1975年～1990年生まれ	Y世代	ミレニアル世代、デジタルパイオニア、将来に楽観的な考え方をする人が多い
1990年後半～	Z世代	新世代、より現実的な視点を持っている、リアル、誰もが目指すべきスタイルや完璧なものは存在しない、人と違っていることがクール

なれる指導者の育成を重要事項とする。

③Z世代の一人ひとり違う個性や能力を最大限引き出すために、個別のコミュニケーションを大切にする。集合教育以後のOJTでは、個別指導を重視する。

④仕事の目的、評価基準のポイントを事細かに伝えて、安心できるようにする。

⑤継続的な信頼を得て、よい関係を築くために、適切なタイミングで必要な情報を伝える。たとえば、よかった点や改善点、次回への目標をその都度細かくフィードバックするなど。

今後も、前述した「時代効果」「加齢効果」「世代効果」の3つの視点で対象者を理解し、一人ひとりに合った指導・教育方法を検討していきたいと思います。

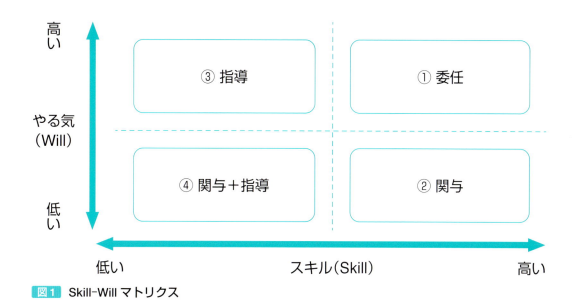

図1　Skill-Will マトリクス

指導法を変えてやる気とスキルを高める

　「Skill-Will マトリクス」（図1）は、スタッフ指導のときには必ずと言っていいほど出てくるフレームです。病棟でのスタッフ指導時には、主任と、どのタイミングで、誰が、どのように指導するかを検討しています。場合によっては教育委員もまじえて準備します。

　①「委任」に該当するスタッフには、その Skill の高い分野のリーダーになってもらいます。たとえば、何かの委員会の部署リーダーです。よりその能力を発揮できるような場を設定し、任せます。ほったらかしではなく、遠くから見守りながら、うまくいった部分を適宜フィードバックします。その時点で見合った委員会がなければ自部署で係や活動チームを新たにつくって活動を任せていきます。たとえば、エンゼルケアチームや心電図指導チームなどです。

　②「関与」に該当するスタッフには、Will がなぜ低いのかを考えます。そのスタッフの気持ちを高めるには、その人の「忘れられない看護場面やエピソード」の登場人物である患者さんや家族さんを思い出してもらうことも効果的です。「私は、あの場面でこんなケアをしたかったんだ」という気持ちを思い出してもらうのです。

当院のラダーの中には、どのレベルにも、受講者本人の「看護（観）を語る」という講座を設けており、研修時に自分の想いを言語化してもらっています。そのときに「忘れられないエピソード」を聞き、次に「なぜそのエピソードが忘れられないのか」を考えてもらいます。それから、「今、大事にしていることは何か」を明らかにし、それが、自分の核となる看護の軸のひとつではないのかを検討してもらいます。

　大事な部分を言語化しておくと、Will が下がったときに役立ちます。本人の了承がとれれば、他者に披露すると、その話を聞いたスタッフのモチベーションが上がることがあります。話を聞いたスタッフも、自分が経験した同じような事例を思い出して思考が進み、考えがまとまるからかもしれません。

　③「指導」に該当するスタッフには、スキルを高める指導を実施したり、研修に参加してもらったりします。やる気はあるのだけれど、なかなか芽が出ない場合には、指導者が誘って一緒に研修や学会に行き、情報の集め方や利用方法などを直接見せたり、指導すると効果があるようです。

　④「関与＋指導」に該当するスタッフには、なぜそのような状況になっているのかを検討します。わからなければ本人にも確認します。そして、やる気を上げていくのか、スキルアップを図るのか、それとも同時に取り組むのかを考えていきます。方法は人それぞれです。毎日の繰り返しでスキルアップできたときに改めてその意味を意識化することで、モチベーションが上がる人もいれば、モチベーションが上がることでスキルアップにつながる人もいます。

　さらに、誰が関与や指導に携わるのかによっても結果が大きく変わるので、その都度誰に担当してもらうのかを考えます。指導者との相性は、指導効果に大きく影響を及ぼしますが、どうしてAさんなら指導がうまくいくのかを検証していくことも同時に大切になります。

「何を」叱る／ほめるのか？

　「ほめられて伸びるタイプの○○です。よろしくお願いします」と、新人・新入職ナースに自己紹介された経験はありませんか。ここ数年、とくに多くなりました。ほめて伸ばしてもらいたいということでしょう。効果的に成長してもらうためには、適切に叱り、ほめることが大切なのは、周知のとおりですが、具体的にはどうしたらいいのか迷ったときには、このフレームを使って頭の中

成功や失敗の原因	安定	不安定
自分に起因	能力	努力
外部に起因	課題の難易度	運

図2　「何を」叱る／ほめる

を整理します（図2）。

　「叱る／ほめる」は、本人に起因することであることが大切です。つまり、うまく行かなかったら、「努力不足」を叱り、成功したら「その人の能力や才能」をほめるのです。課題が難しすぎた、運が悪かったなど、自分でコントロールできること以外を指摘されてもどうしようもないので、やる気が下がってしまいます。

　努力をほめるのはよいことだと思いますが、いつも努力だけをほめられるのであれば、努力することができれば、別に私でなくてもよかったのではないか、と思われてしまいます。努力だけでなく才能や能力をほめられたほうが、「私だからこそ」と、気持ちが高まり、やる気につながります。

　中には、「賃金をいただいている以上、努力は当然すべきことだから、絶対に努力したことはほめない」という人もいます。その場合でも、「あなたのその能力はすごいですね」というほめ言葉は、伝えたほうが効果的です。ほめられたスタッフの承認欲求が満たされるからでしょうか、次の仕事も頑張ってくれます。私自身もそのように言われたほうが元気が出ます。認められたと思えることは幸せで、安心して仕事に取り組める気持ちになります。

　反対に、「あなたらしくなかったね」と努力不足を指摘された場合は、言葉はやわらかいですが、「叱られている」という自覚は持ったほうがよいということです。「はっきり言われないとわからないんです」と言うスタッフには、きちんと通じるように、「少し努力が足りなかったように思うけれど、どのように考えていますか？」と直接的に伝えるべきでしょう。ただし、相手の能力や才能を認めているからこそ、この仕事を任せている、あなたに期待しているのだとい

うことは、はっきりと言葉にしておきます。

以下は、ほめる例、叱る例の具体的な表現です。

①ほめる例

　◎能力・才能をほめる：「さすが、Aさん。あなたの知識技術の高さと、指導能力がすばらしかったから、このプロジェクトはうまくいったわ。ありがとう」

　△努力だけをほめる：「遅くまで頑張ってくれてありがとう」

②叱る例

　◎努力不足を叱る：「あなたらしくなかったですね」「努力されましたか」

　△難易度で叱る：「簡単すぎたね」「難しすぎたね」

　△運で叱る：「運が悪かったね」

　×才能・能力を叱る：「センスがない」「何度も言ってるのにわからないの」

朝の配茶をオズボーンのチェックリストで改善

　当院において、看護補助者の前残業が問題になりました。朝7時30分からの勤務のはずが、7時前に来て仕事を始めているのです。聞けば、「この時間から始めないと朝のお茶を配り終えることができません。8時の朝食の配膳に間に合いません」とのこと。朝食時にお茶を飲みたい、飲ませてあげたいのは当然でしょう。ですが、朝に患者さんの水筒を病室の洗面台ですすぎ、新たにやかんからお茶を入れて床頭台に戻す、自分でできない患者さんにはコップや湯飲みにお茶を入れていく、という作業を40人以上の患者さん一人ひとりにしていくには、30分では足りないのです。ときには、深夜勤の看護師も手伝って朝のお茶配りをしていました。

　そこで、患者さんへの配茶の方法を改善できないか検討することにしました。このときは、オズボーンのチェックリストを活用して改善方法を考えました（図3）。

　実際には、師長会で看護部長が司会をしながら検討しました。この検討の場では、ゼロベース思考が優先されます。誰がどんな意見を言っても決して否定せず、「いいかもしれない」「そんな見方があったのか！」「使えるかも?!」という雰囲気で行います。この雰囲気は、その場の参加者が、ゼロベース思考を意識して実践することで保証されます。努力なしではなかなか成り立ちません。

① 代用 ほかのもので代用してみる ほかの素材は、ほかのアプローチは、ほかの構成要素は？	② 結合 一緒にしてみる、まとめてみる	③ 応用 ほかにこれに似たものはないか、過去に似たものはないか、何かまねできないか
④ 拡大 より大きく、何か加える、強く・高く・長く・厚く・頻度・付加価値	⑤ 縮小 より小さく・減らす・弱く・低く・短く・薄く・省略・分割	⑥ 変更 新しいひねりはないか、意味・色・動き・音・匂い・様式・型などを変えられないか
⑦ 転用 改善・改良して新しい使い道はないか、そのままで新しい使い道はないか	⑧ 逆転 後ろ向きにしたら、上下をひっくり返したら、主客転倒	⑨ 再構築 目的を組み合わせる、アイデアを組み合わせる

図3 オズボーンのチェックリスト

意識して、「そうしよう」という心構えが必要です。改善案を話し合う場の心得でしょう。

とはいえ、「どうせやるなら明るく楽しく」実行するのが、モチベーションアップの近道ですから、和やかに話し合いが進むようにします。司会には、参加者の協力が得られやすいよう配慮をすることも求められます。

実際の検討会は、司会の「今日は、困っている病棟を助けたいと思います。みなさん協力して意見を出してくださいね」から始まりました。以下はそのときの主な意見です。いきなり改善案を考えるのは難しいので、「今日は、オズボーンのチェックリストに則って、意見を出してみましょう」と促されて、自由に意見を出し合いました。

・その業務は、看護師や看護補助者がしなければいけないのか？
・ほかに方法はないか？　給茶機からご自分で入れてもらって、無理な方のみ配るのはどうか？
・コップだけではだめなのか？　コップだけでは量が足りない？
・配茶用のボトルを一斉に配って、古いボトルを一斉に回収して、洗って乾かすと集配時間だけは短くなるのでは？
・コップに入れるのなら、栄養部が配膳の時にトレーに一緒に乗せて来てくれ

たらいいのでは？
・組み合わせてみよう。配茶ボトルを配って、足りない人には追加しよう。
・配茶ボトルは、忙しくて人が少ない朝に配らないといけないのだろうか？
・仕事が落ち着いた10時ごろと夕方にしてはどうだろう？

　これらの意見を検討し、最終的に看護部長が栄養部に依頼し、協力することを快諾してもらいました。その結果、配膳トレーにお茶が入ったコップをのせて運ばれることになりました。配茶用のボトルは、薬剤部が準備してくれました。配茶ボトルは、忙しい時間をさけて必要な患者さんにお配りすることとし、「1日2回」の配茶は「毎食事時＋定時＋必要時」になりました。患者さんやご家族さんからは、温かいお茶が毎回、ごはんについてくると好評価をいただきました。本題であった、看護補助者の早残業もなくなりました。

　このリストは、アイデア出しの会議として知られる「ブレーンストーミング」を考案したオズボーンが作成したリストです。何のヒントもツールもなく、次々とアイデアを生むのは難しいので、前述の9つのリストを見ながら発想するとすばやく、もれなくアイデアが出ると言われています。

　そうは言っても、アイデアがなかなか出せないタイプの私は一人では難しいので、仲間がいるほうが格段にアイデアは出しやすいです。当時の看護部長はアイデアマンでしたので、私は方法論について困ったときには「アイデアが出なくて」とよく相談に行きました。今から考えると、おそらく部長は、私のいないところでさまざまなフレームを使いながら、アイデアをひねり出し、さりげなくフォローしてくれていたのだと思います。

　このうまくいった経験から、病棟の問題についてもオズボーンのチェックリストを使って、解決してみようと考えました。次にその内容を紹介します。

病棟での体重測定方法をオズボーンのチェックリストで改善

　当時、整形外科病棟では患者さんの体重測定にたいへん時間がかかり、残業時間も減らせず悩んでいました。護送や独歩の患者さんでも、整形外科疾患のため荷重制限のある場合が多く、しかも病棟には普通の体重計が2台と病院全体でハンモック型の体重計が1台しかありませんでした。そのため、立位がとれる患者さん以外はハンモック型体重計で測定していました。

　ハンモック型体重計で測定する対象患者さんは1週間で17名いらっしゃいま

した。ハンモック型体重計での体重測定にかかっていた時間は、体重計を取りに行く時間、病室間移動時間、測定時間、片付け時間を合計すると週に330分でした。ハンモックで測定する17名の患者さんのうち、車いすに乗れる方は7名でした。このときは病棟の改善チーム5名で検討しました。

代用：リハビリをする患者のうち、車いすに乗れる患者さんは、リハビリスタッフにお願いしてみてはどうか。

統合：立位可能な患者さんは、入浴介助時に測定してはどうか。

応用：他病院ではどうしている？ →リハビリに行ったときに測定している例がある。

拡大：ストレッチャー体重計を購入し、検査などの移動時にも測定できるようにしてはどうか。

縮小：測定患者を絞ってみてはどうか？

変更：車いす体重計を購入し、車いすに乗るときに測定してはどうか？

転用：特別浴室使用時に、入浴前にハンモック型体重計で測定してはどうか？

逆転：該当なし

再構築：体重測定の仕方を変えてみよう。さまざまな測定器具を使用し、多職種で測定してみてはどうか？

　この結果、車いす体重計を購入してもらい、リハビリから病棟に車いすで帰棟するときにリハビリスタッフにも協力してもらい、測定することになりました。車いすに乗れる患者さんはリハビリのときに測定できるようになったので、結果として、看護師の仕事を減らすことができました。

　患者さんからは、「立てなかったときは、車いすに乗っていてもわざわざベッドに横になり、ハンモック型体重計に移って測らなければならず、大変だった。車いすに乗ったまま測れるのは簡単で、楽でいい」とたいへん喜ばれました。

　さらに、重くて移動に労力がかかっていた既存のハンモック型体重計が老朽化し故障した際は、新たに軽くて動かしやすいものを購入してもらえることとなり、移動時間の短縮と看護師の労力軽減につなげることができました。

　病棟の看護師たちによってフレームワークを活用した業務改善ができたことは、自信につながるよい経験になりました。このときも、アイデアを出すミーティングは軽い気持ちで、評価を気にせずに話せるような雰囲気づくりが非常に大切であること、明るい雰囲気で発言を否定せず、軽いノリで発言していく

ことが重要だと改めて実感しました。

FABEで説得力あるプレゼンテーションを行う

「FABE」は、説得力あるプレゼンテーションをするための要素を表すフレームです（表3）。それぞれの頭文字をとっています。

ここからは、褥瘡予防のための低反発マットレス購入の提案の事例を紹介します。

主張は、「褥瘡予防のための低反発マットレス購入」です。動機は、15年レンタルを継続してきた低反発マットレス10枚の契約期限が切れるのに、更新しても新品がレンタルできるわけではなく、コストパフォーマンスが悪いことです。15年使用したものをそのまま使用し続けるのに割引はなく、ヘタリも目立ち、除圧に効果的とは言い難くなってきたからです。

褥瘡予防は、入院基本料に含まれるほど、現在の医療には不可欠なケアのひとつです。複雑な疾患を複数抱えている高齢者の入院が増加する中、予防をしなければならないのは周知のとおりです。褥瘡が発生すると、患者の苦痛が増えるだけでなく、治療費や在院日数も増加してしまいます。

日本褥瘡学会は、エアマットレスを含めた除圧マットレスは、褥瘡発生予防に効果があると示しています。褥瘡委員長として、プレゼンテーション中に理事長や院長、看護部長からエビデンス等の提示を求められた場合に対応できるように、それらの資料を準備しておきます。そして、以下のようにFABEのフレームを使ってプレゼンテーションの要旨をまとめました。

F：15年使用したレンタル品の契約更新をやめ、新たに低反発マットレスを購入したい

A：現在使用しているものよりも性能が優れている。ヘタリが少ない、表面を清拭でき清潔が保持できる。さらにコストパフォーマンスのよさについて、複数類似品と比較した利点・欠点の一覧表を作成して示す。

1日1枚当たりのレンタル費用から、1年当たりのレンタル費用を計算し、新しく製品を購入した場合、レンタル費用と比べて、約2年半で元が取れる。10年以上使用可能であれば、7年半分の費用が削減できることを示す。

B：除圧が褥瘡発生予防には必要である。今回購入したい低反発マットレスは、現在5枚使用中で、その予防効果があることがわかっており、今後も予防がで

> **表3** FABE
>
> F：Feature（特徴）主張におけるポイント、聞いてほしい特徴
>
> A：Advantage（利点）その主張の優れている点、比較優位性
>
> B：Benefit（利益）結果として得られる効果、成果
>
> E：Evidence（証拠）主張の証明、実際の事例

きれば、引き続き褥瘡発生率が抑えられることが期待できる
E：日本褥瘡学会でも褥瘡予防の除圧効果は証明されている。今までも該当マットレス使用者の褥瘡発生はなかった。効果の証明は、今後の褥瘡発生率で示すことができる。今後毎週の会議で報告していく。

　この主張の意義は、褥瘡予防を必要とする入院患者にマットレスを使用し、褥瘡発生を予防できれば、その患者さんが助かるということです。入院時に全員をスクリーニングし、予防患者数と褥瘡患者数は、褥瘡対策委員会が把握していますから、報告にはその数字を活用します。今現在レンタルしている低反発マットレスと所有している低反発マットレスの総数と、所有エアマット数、不足したときにレンタルしたエアマット数の合計数と対象患者数を比較しておきます。

　このプレゼンテーションを経て、今は購入されたマットレスを使用し、褥瘡発生率低率を維持しています。

8つのキャリアアンカー

　「キャリアアンカー」は、エドガー・シャインが提唱したもので、人は仕事に対して、8つの欲求を持つというものです（次ページ表4）。

　師長会で、仕事上何を重要視しているのか、キャリアアンカーについてアンケートをされたことがあります。それぞれのキャリアアンカーによって、そのアンカー（錨）に応じた役割や仕事を検討し、育成に生かすためでした。

　今はこの経験を踏まえ、対象を自分自身や自部署の主任・スタッフに置き換えて考えるようにしています。自分は仕事にどのような欲求を持っているの

表4　キャリアアンカー

①専門・職能別能力
何が身につくか、どのような成長ができるか
②管理能力
組織において、責任ある役割が得られるかどうか
③自律・独立
他者から干渉されずにできるかどうか
④安定・安心
組織が安定し、安心して仕事に取り組めるかどうか
⑤創造性
新しいことに取り組み、新たなものを生み出せるかどうか
⑥奉仕・社会貢献
人の役に立つ、社会のためになるかどうか
⑦純粋な挑戦
難しい課題、困難な状況に立ち向かえるかどうか
⑧生活とのバランス
家族やプライベートと両立できるかどうか

か。何に最も価値を置いているのか。自分が仕事をするうえでどうしても譲れないものは何か、深く考える機会にしています。譲れないものは、仕事に対する自分のモチベーションでもあります。

　アンカーは、そう簡単に変化しないがゆえにアンカー（錨）なのですが、大きな生活環境の変化や看護職人生を揺るがすイベントなどによって、変化を余儀なくされることがあります。そのときにどのように支援をしていくのか、道しるべにすることもありました。

　スタッフには、何を大事にしたいのかによって、任せたいチームや委員会、組織における役割を考えて提案します。最近は、⑧の家族やプライベートが第一優先という、ワークライフバランスというよりライフライフオンリーに近いスタッフもいて、正直なところ組織運営に苦慮することも出てきました。それでも、専門能力や創造性、管理能力に意識が向いているスタッフもいるため、自部署組織内でのバランスを取るように努めています。

　このとき注意していることは、「やりたいこと」と「できること（能力があること）」は違うということです。さらに、「すべきこと」も違うことがあるので、

この3つを区別して考察することを大切にしています。

まとめ

　日々の指導の中でいちばん使っているフレームワークは、「看護過程」のようなものだと思います。情報を収集し、それを基にアセスメントし、看護計画を立案する。そして計画を実行し、患者の変化を評価し、看護計画を修正しながらさらに看護を実践していく。この一連の行動の中で、どこがうまくいっているのか、あるいはそうでないのか、チームで振り返ったり、新人ナースを指導したりしているのです。そのように考えれば、PDCAサイクルは、看護師にとっては、看護過程そのものであり、身についているあたりまえのフレームワークだと思います。

　困ったときにフレームワークを利用するのは、思考を整理するためにたいへん有用だと思います。しかし、フレームワークを使うこと自体が目的にならないように注意が必要です。仕事をうまく進める方法のひとつと心得て、その時々に合ったフレームを使って考える習慣をつけていきたいと思います。

◉参考引用文献
1）川口雅裕ほか．マネジメントの基本概念が図解でわかる　速習！看護管理者のためのフレームワーク思考53．ナーシングビジネス2015年秋季増刊．2015，144p．

3 フレームワークを使った事業所行事の企画・運営の取り組み

医療法人ハートフリーやすらぎ　常務理事　訪問看護ステーションハートフリーやすらぎ管理者　訪問看護認定看護師　**大橋奈美**

当訪問看護ステーションは、①経営戦略立案、②事業計画の作成、③新卒看護師教育の場面などの場面でフレームワークを活用しています。とくに新卒看護師教育の一環として行っている「おでんパーティー」の企画・運営の話を中心に、その実際を紹介します。

当訪問看護ステーションの概要

当訪問看護ステーションは、2004年に2.5人（常勤換算）の訪問看護師でスタートしました。現在は常勤訪問看護師17人、非常勤訪問看護師1人、理学療法士常勤2人、非常勤理学療法士1人、常勤事務員2人の機能強化型1の訪問看護ステーション（以下、訪看ST）として運営しています。

約6年前から新卒訪問看護師を4人受け入れてきました。訪問看護の現場においては、即戦力、看護基礎技術の習熟度が期待されます。実際、看護技術の習熟レベルも大事ですが、それ以上に在宅においては大切な肝があります。しかし、その肝となることを「多職種連携が大事ですよ」だとか「相手を丸ごと引き受けることが大事ですよ」などと指導しても、なかなかピンとこないのも現状です。

そこで当訪看STでは、日本看護協会のクリニカルラダーを活用しながら、新卒訪問看護師に事業所行事であるおでんパーティーのリーダーになってパーティーを企画・運営し、イニシアチブを発揮してもらうという取り組みを行っています。その際、活用するのがPDCAのフレームです（図1）。

3Mで経営資源の分析を行う

おでんパーティーの話に入る前に、管理業務に活用しているフレームワークをいくつか紹介します。

1つ目は経営資源の分析に活用している3Mです。ヒト・モノ・カネに情報を加えた4つの視点で、5年後にどのようなイメージをもって経営をしていくのかを書き出します。表1は、2018年11月に作成したものです。

2つ目はSWOT分析です。強み（Strengths）と弱み（Weaknesses）は内的

第3章　フレームワーク活用事例

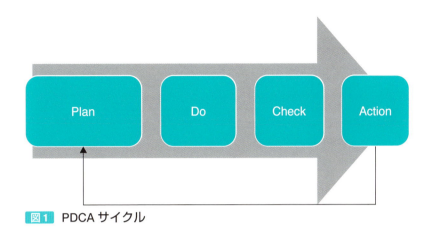

図1 PDCAサイクル

表1 戦略的5カ年プランニングワークシート

目標：総医業利益3億円以上　課題：リーダーとしての人材育成

ヒト	モノ	カネ	情報
・理事長・管理医師・管理者の後継者育成 ・診療所と居宅支援事業所、訪問看護ステーションと連携する ・職員（ケアマネ、事務員・看護師）を外部研修に行かせる ・常勤訪問看護師25人 ・完全Aチーム・Bチーム制をつくる ・認定看護師育成 ・看護学会に参加、発表する ・特定行為研修終了者の活用 **新事業「療養通所介護の成功に向けて」** ・保育士採用、ヘルパーさん採用 ・保育士と看護師、ヘルパーさんとの良好な連携を実践していく ・保育士常勤1人、非常勤1人（未経験者が好ましい）、ヘルパー常勤1人、非常勤1人（経験が少ない人を求む） ・診療所において、認知症看護外来を実施 ・主任ケアマネ育成10人	・パットによるレセプト入力実施 ・超音波エコー1人1台 ・どこも羨む患者さんのために必要な図書をそろえる。 ・訪問しやすいバック ・パソコンを2人に1台 ・2019年開業時、浴槽・移送車・トイレ・リハビリ用品・ベッド購入 ・長谷川式認知症スケール測定セットほか、認知症検査で必要な測定物品購入	・人員配置のために人件費の増額 ・新卒訪問看護師給与は先行投資 ・研修費、出張費の捻出 ・人件費率は70〜80％未満を維持 ・新たな人件費の増額 保育士常勤1人、非常勤1人、ヘルパー常勤1人、非常勤1人 ・高度医療を受けられるということでの、利用者さん獲得 ・認知症看護外来において利用者さん獲得	・2025年に向けて、医療制度介護制度が変化するたびに、情報収集 ・職員の声、患者さんの声をしっかり聴く ・ホームページからも情報を入手、発信する ・医療重症児ケアの最新技術、情報を得るためのネットワークに参加 ・医療法人内の管理者会から、しっかり全職員で経営にあたるために、数字に強くなるよう月次決算を伝達し続ける ・65歳以上、5人に1人が認知症になる時代

要因に、機会（Opportunities）と脅威（Threats）は外的要因に分類します（表2）。3つ目は、管理職がPDCAのフレームを使って作成している事業計画です（表3）。

表2　SWOT分析

	強み（Strength）	弱み（Weakness）
内部環境	・地域の行事に参加し続けている。老人会・餅つき大会・盆踊り・人権の集い・子供会に参加（看護師のお仕事・救急処置について講習）。 ・地域の互礼会に、来賓として呼ばれるようになる。 ・地域の街づくり委員会のメンバーになり、地域住民のつながりが深い。 ・医療法人の中に、診療所と居宅支援事業所、訪問看護ステーションがあり連携しやすい。 ・外部研修に行く機会を作っている。 ・常勤訪問看護師が17人いる。 ・認定看護師が3人いる。特定行為研修修了者が2人いて活用できる。 ・看護学会に積極的に参加し発表している。 ・新事業「療養通所介護」を開業する。（2019.1月予定） ・保育士と看護師、ヘルパーさんとの良好な連携を実践していく予定。 ・認知症看護認定看護師がステーションにいることで、早期の認知症ケアを依頼されることが多い。 ・訪問看護認定看護師がいることで、周囲から相談されやすい。 ・黒字経営を実践している。無借金経営である。 ・新卒訪問看護師給与は先行投資と考える。 ・人件費率は、70～80％未満を維持。 ・新卒訪問看護師が5人いる。 ・ラダー教育を取り入れている。 ・人事評価を取り入れている。	・保育士採用、ヘルパーさん採用予定だが、この業種と一緒に働いた経験がない。 ・20歳代の看護師が多い訪問看護ステーションであるため、人生経験はこれからのスタッフが他所より多い。 ・2キロ圏内に、訪問看護ステーションが27カ所ある。 ・30歳代が2人で4人が同じ歳のため、定年退職時期が重なる。
	機会（Opportunity）	脅威（Threat）
外部環境	・地域住民が何でも相談しやすい。 ・病院から在宅へ、在院日数が減り在宅復帰が増える。 ・包括支援センターが1階、当ステーションは2階であり、地域住民の拠り所である。	・多死社会が来る2025年までは利用者は増えるが、その後の人口は減少。 ・近隣に、リハビリに特化した訪問看護ステーションができている。

表3 PDCAを使った事業計画

計画（Plan）2018年度
①2025年の「多死の時代」に向けて、在宅看取りの充実を目指します。
②新規依頼は断らず、安定経営を目指します。
③小児や医療度の高い利用者の受け入れができるように体制を整えます。

実行（Do）
①看取りケアを多職種と連携するときに、フィードバックを返すようにすることで、信頼関係と実績につながるようにしました。看取りの場所も自宅でも病院でも、本人・家族が望む場所で看取りができるように整えました。
②新規依頼はすべて受け、一人ひとりのケアを丁寧にすることを心がけ、地域の他事業所や連携機関と良好な連携を心がけました。
③小児看護や医療処置の経験のない看護師との同行訪問を複数回できるようにし、スタッフが医療的ケア児や医療処置に関わる機会をつくりました。家族を含めたケアを指導し、勉強会を開催しました。

検証・結果（Check）
①半年で20人のターミナルケアに関わりました。ケアの内容をフィードバックし、連携を心掛けたことで府立病院からターミナルなら「ハートフリー」、地域の医院の先生からも訪問看護がハートフリーならターミナルを受けます、と言ってもらえるようになっています。
②現在、利用者207人。訪問件数の月平均は1,300件、毎月の収入は平均＊＊＊＊円です。
ケアを丁寧にすることで、信頼を得ることができ、関わった家族や連携機関からの新規依頼に繋がっています。その結果、確実に利用者数が増加し、安定した収益につながっています。
③現在、医療的ケアの必要な小児5人。医療処置の必要な利用者15人を受け入れ、確実に増えています。新卒2年目の看護師も訪問できるようになってきたことで、今後、人数が増えても対応可能な体制ができています。新たに医療処置が必要になった場合も、同行訪問して指導する事で、毎日の訪問にも対応することができています。

対策（Action）
2019年度
①在宅ターミナルケアの増加を予測し、経験のないスタッフもターミナルケアができるように育成して体制を整えます。利用者がターミナル期の療養場所やケア方針を自己決定できるようにアドバンス・ケア・プランニング（ACP）を取り入れながら支援していきます。
②新規依頼は断らず、一人ひとりの看護を大切に、人生の伴走者として寄り添う看護をこころがけます。
③小児の訪問看護の増加を予測し、勉強会や同行訪問での指導を継続し、医療的ケア児や医療処置の必要な利用者の受け入れができる体制を整えます。医療的ケア児の家族のレスパイトや児の社会参加の機会ができるように考えます。

表4 新卒看護師の目標設定

本人が実現したいこと（Will）	助言を受けながら必要な情報収集ができる。助言を受けながらケアが安全にできる。訪問看護ステーションで役に立つことが1つでもしたい。
強み・課題（Can）	吸収力・向学心・向上心がある。 看護技術の経験が少ない。
ミッション（Must）	おでんパーティーのイニシアチブをとる。 午前中は、診療所で研修をして看護技術を学ぶ。

Will・Can・Must で目標を設定する

　当訪看STでは、半年に一度、人事評価の面接を行っています。面接ではWill・Can・Mustの考え方でシートを記入します。新卒訪問看護師には、話し合いの中で目標を設定していきます（表4）。そして、このような面接を経て、おでんパーティーの準備に取り掛かります。

「おでんパーティーをする」ことで PDCA を学ぶ

　新卒看護師たちは、おでんパーティーの企画・運営を任されると「計画→実行→評価→改善」といった「PDCA」のフレームを使って準備を進めていきます。まず「Plan」の段階では、「目的は何か？」「いつまでにする仕事か？」「誰が、何をするべきか？」を整理し、「自分一人でできないため、誰に何をいつまでにお願いするのか」「この考えで大丈夫か？」を確認します。次に、Planを進めていく（Do）中で、修正が必要な点を見出し（Check）、新たにすべきことを考察していく（Action）というPDCAの流れを体感してもらうわけです。

　おでんパーティーを仕切るということは、①情報収集②日程調整③所長に交渉④金額の交渉⑤スタッフの好き嫌いの把握⑥メンバーに協力のお願い⑦物品の手配⑧アセスメント⑨外部に広報、連携機関にお知らせなど、さまざまなことを行うということです。さらに、当日の挨拶と職員へのお礼などの一連の行為もあります。

　実は、これらの事項の中に、在宅における訪問看護力として必要不可欠な要素が多く含まれています。実際に、どのくらいの資金で、何人が食べる食事を、

何日までに買い出しをして……と考えます。買い出しについては、練り物は賞味期限が短いためあまり早くからは購入できない、といったタイミングも加味しなければなりません。

また、先輩看護師に聞きながら味つけをしていくなど、一人で何もかもするのではなく依頼するという行為もあります。このときにはコミュニケーション能力も必要です。いかに自分の思いを相手に伝え、協力をお願いできるかがポイントになります。

公益財団法人日本看護協会のクリニカルラダーでも、看護師に必要な４つの力が示されています。それは、①ニーズをとらえる力　②ケアする力　③協働する力　④意思決定を支える力、です。

新卒訪問看護師たちは、おでんパーティーを企画・運営する際に４つの力を使い、伸ばしていきます。このことは事業所内・外の人間関係の構築の一助にもなっています。次ページ写真１におでんパーティーの様子を紹介します。

成果：新卒看護師の感想

おでんパーティーの企画・運営を行った３人の新卒訪問看護師の感想を紹介します。

西村公香看護師

最初は「おでんパーティー」と「訪問看護師に必要なスキル」がどう結びついているのか、不思議に思いました。しかし実際に取り組んでみると、目標設定から日時や物品等の調整、交渉、協力者の人選、他機関への連絡など、訪問看護師としての動き・流れを、おでんパーティーを通じて体感することができました。

自分ひとりではやりきることが難しくても、周りに相談し、提案・交渉することで、円滑に計画を進めていけるのだと気づきました。何でも自分でやろうとせず、依頼するということも大切だとわかりました。依頼することでマンパワーが増え、時間を短縮でき、効率よく進めることができました。依頼・交渉するためには、そのための計画と人選が重要です。「何を」「誰に」「いつ」「どんなふうに」など、具体的にその内容を考察しておくことで相手に意思が伝わりやすくなることを学びました。

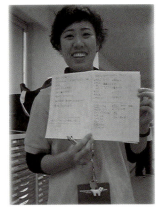
予算内でいきます

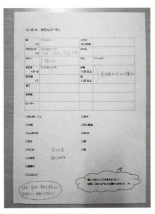
誰にどの役割を頼もうか……?

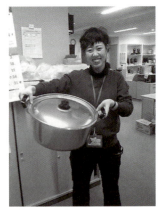
この鍋を使います

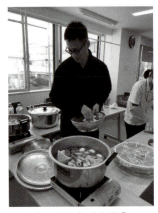
まんべんなくやろう

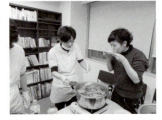
味つけはもう少し、甘みを入れるかな……

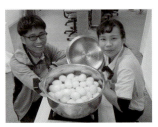
卵をゆでます。「先輩、何分ゆでたらいいですか?」

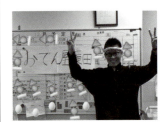
おでん屋横田にようこそ!

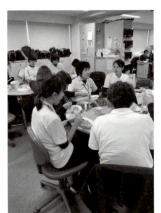
「おいしい!」「おいしい!」

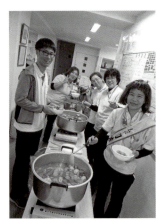
10杯くらい食べられそう。「おかわりどうぞ」

写真1 おでんパーティーの様子

横田雄士看護師

　年末にかかる頃、おでんパーティーの企画を任されました。1年目の総仕上げのようでした。スタッフたちの声を聞いて、好みの食材を取り入れる。訪問の合間をぬって、経験豊富な先輩や主任さんたちに当日までの段取りを確認していく。チームメンバーそれぞれが得意な分野で活躍して、無事に出汁の染み渡ったおでんを食べることができました。皆さんの笑顔がこぼれて一安心。はじめは自分が頑張らなくてはと意気込んでいましたが、訪問看護と同じで、一人でできるものではなく多職種チームの大切さを教えてもらう機会となりました。

中田彩香看護師

　おでんパーティーでは、おでんリーダーという役割をいただき、日程調整、予算調整、参加者への連絡、人気の具材調査、スーパーの買い出し、数日前から切る・煮るなどの準備を行いました。周りの人たちにもそれぞれの得意分野で力を発揮してもらいながら、協力して進めていきました。当日は30名ほど参加していただき、大いに盛り上がりました。おでんパーティーは看護に似たプロセスを楽しみながら実感でき、チームの団結力も上がるという最高の行事だと感じています。

「ゼロベース思考」が利用者の満足につながる

　日々の仕事の中では、「既成の枠」を取り外して考えるという「ゼロベース思考」を大切にしています。

　これまで、訪問看護ステーションでは看護師経験が3年以上でないと務まらないという考えが主流でした。私自身も、周りの先輩看護師に育てられて、経験をもとに期待に応えようとして成長してきたプロセスがあります。しかしゼロベースで考えてみると、「新卒訪問看護師だから何もできない」ではなく、「新卒訪問看護師だからこそ感性が豊かで、新鮮な心で看護ができるのではないだろうか」という気づきを得ることができます。

　おでんパーティーでイニシアチブをとることは、一見、看護と関係がないだろうと思いがちです。しかしこれもゼロベースで考えてみると、看護実践ではいつも教えてもらう立場の新卒看護師が采配している姿を見ると、先輩看護師は応援する気持ちになり、それがチーム全体のモチベーションにもつながるこ

とがわかります。

　職員を満足にできてこそ、その先に利用者の満足があります。言い換えれば、利用者の幸せを考えたときに、まずは職員を幸せにすることが大事だということです。また、看護師として利用者に接するとき、いかに「利他の心」で考えられるかということも、ゼロベース思考と共通する点があります。

　これからもさまざまなフレームワークを活用し、成長を続けていきたいと思います。

4 ワーク・ライフ・バランス推進事業におけるフレームワーク活用

医療法人正雅会　辻本病院　看護部長　**星田朋子**

当院は病床数99床の中小規模病院です。2013年度に大阪府看護協会が主催する「看護職のワーク・ライフ・バランス」推進事業に参加し、現在も継続しています。そのスタートから実際の取り組みの過程で用いたフレームワークについて紹介します。

「看護職のワーク・ライフ・バランス推進事業」（以下、WLB）への参加を考え始めた当時、病院開設40年を迎えて建物が老朽化し、ここで働くスタッフにイキイキと元気に働いてもらいたいという漠然とした思いを持っていたものの、具体的に何から手をつければよいかわからない状況でした。そのような中、WLBへの参加は、外部から具体的なサポートを受けながら自施設を見直せる大きなチャンスと考えました。こういった機会を得ることができたのは、当時の私が「鳥の目・虫の目・魚の目」の視点（次ページ表1）を持っていたことが理由ではないかと考えています。

アクションプラン①推進体制づくり

WLB参加にあたっては、院長・事務長に対してFABEのフレーム（次ページ表2）を用いてプレゼンテーションを行い、法人からの承認を得ることができました。

当院は職員数が100名程度の小規模病院であることから、WLB推進チームは看護職だけでなく全職員を対象として取り組むこととし、推進委員長は経営企画室長・サブリーダーを看護部長として各部署から委員を選出しました。

アクションプラン②現状分析

「看護職のWLBインデックス調査」を職員全員に実施しました（次ページ表3）。この調査は、「施設調査」と職員が回答する「職員調査」（個人調査）から構成されており、調査データを組み合わせて分析することで、当院のように何から手をつけてよいのかわからない施設が現状を客観的に整理して課題を抽出し、職員のWLBが向上していく一連のプロセスを評価できるものです。

調査とスタッフへのヒアリングの結果、当院には133ページ表4・5のような特徴があることがわかりました。

表1 鳥の目・虫の目・魚の目

鳥の目 （マクロの視点）	・2025年問題で高齢化・認知症・医療依存度が高い患者が増え、看護・介護ニーズが高まる。 ・近隣で最も古い病院で建物が老朽化している。
虫の目 （ミクロの視点）	・「自分の部署ばかりが忙しくて時間外が多い」「（老朽化した建物から）これからこの病院はどうなるのか」といった不安の声がある。
魚の目 （トレンドの視点）	・2007年内閣府から「仕事と生活の調和（WLB）憲章」が策定されている。 ・ワーク・ライフ・バランスは経営戦略とされ、取り組みに関する資料が多数ある。

表2 FABE

F （特徴）	・職場環境をよくするためにWLBに取り組みたい。そのために大阪府看護協会のWLBに参加したい。
A （利点）	・インデックス調査の結果からスタッフの見えない思いが可視化できる。 ・永年勤続者が多数を占める当院の業務の実態を、客観的に評価できる。
B （利益）	・自施設の強み・弱みが可視化されて他施設との比較ができ、取り組むべき課題が明確になる。 ・「辞めない職場」から「辞めたくない職場」に変わることで、優秀な人材確保につながり、看護の質が上がる。 ・自施設を地域の人たちに知ってもらう機会になる。（広報の機会）
E （証拠）	・近隣の中小病院もこの取り組みに参加して組織が活性化したという報告がある。 ・経営戦略とされる資料の提示。

表3 「看護職のWLBインデックス調査」の内容

施設調査項目	◆施設概要：病床規模、入院基本料、平均在院日数など ◆労働条件：所定労働時間、超過勤務時間数、年間休日数、有給休暇取得率など ◆職員概要：年齢構成、経験年数、平均勤続年数、採用・離職状況など ◆WLB支援制度の導入・利用状況 ◆WLB基盤制度の導入・実施状況
職員調査項目	◆個人属性：性別、年齢、婚姻状況、育児・介護状況など ◆勤務状況：超過勤務時間・勤務形態、夜勤時間、回数など ◆個人のWLB評価：経営・組織・上司、職場環境、現在の仕事と生活に対する自己評価 ◆WLB支援制度の認知度・利用希望

表4 施設調査（2011年度）

	当院	WLB参加施設の状況（2011年度）
経験年数	19.5年	13.4年（平均）
勤続年数	12.4年	8.2年（平均）
子どもがいる人の割合	80.8%	49.7%（平均）
離職率	1%未満	4〜8%が23.9%、10〜15%が23.1%
週所定労働時間	39時間	40時間以上が44.9%
時間外勤務	5.7時間	5時間未満が47.2%〜54.8%
有給休暇取得率	76.2%	40〜60%未満が32.4%〜37.5%で最も多い
年間休暇数	102日	120日以上が50%

表5 職員調査からの評価（2011年度）

強み	弱み
●研修が充実している ●職員を大切にする風土がある ●上司との関係が良好である ●希望通りのシフトが可能 ●現在の仕事は充実している	●制度の未周知 ●長く勤めたいが組織の将来には不安がある ●看護ケアに費やす時間が十分に取れない ●将来のキャリアに不安がある ●夜勤者の休憩時間が確保されていない

アクションプラン③計画の作成

　当院のミッションは「小規模病院として地域に密着した正しい医療・親切な医療を提供する」、ビジョンは「柔軟・親切・きめ細やかな対応ができる病院」「職員がやりがいを持ってイキイキと笑顔で働ける職場」です。

　課題抽出のため、ビジョンと現状のギャップ分析を行いました（次ページ図1）。

　そして、インデックス調査の結果を踏まえ、WLB推進チームで「職員がイキイキと働ける職場」とは具体的にどのような職場なのか、現実はどうか、そのギャップを埋めるための手段は何かについて、ブレーンストーミングを行いました（次ページ写真1）。

理想 − 現実（現状） = 問題

図1 ギャップ分析

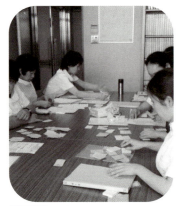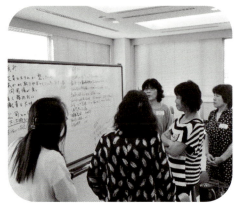

写真1 ブレーンストーミングの様子

　ブレーンストーミングの4原則（他人の意見の批判は厳禁・質より量を目指す・自由奔放な意見を歓迎・他人のアイデアに便乗してOK）に従って話し合った結果、次のような問題が出ました。
問題①将来に不安がある職員が多くいること（建物の老朽化・法人の広報不足）
問題②制度の整備や周知が進んでいないこと（「言わなくてもわかる」「暗黙の了解」という組織風土）
問題③子育て世代のスタッフが多いため夜勤のできる看護師が疲弊している
問題④看護ケアに費やす時間が十分に取れないこと
問題⑤その他　休暇日数や有給休暇取得の不公平感など
　そこで、出された①〜⑤の問題に対してマトリックス図を使い、実現難易度・改善したときのインパクトの程度別に分類し、優先順位を検討しました。マトリックス図の縦軸は実現の難易度、横軸は改善後のインパクトの大小としました。実行しやすく改善のインパクトが大きいものが右上のボックスに入ります（図2）。
　検討の結果、将来への漠然とした不安に対して、これまで将来に向けての方向性を職員に示していなかった組織風土を見直すことから、WLBの取り組み

第3章　フレームワーク活用事例

実現難易度・易 インパクト・小 ①制度の未周知	実現難易度・易 インパクト・大 ①将来への不安
実現難易度・難 インパクト・小 ①勤務表の不公平感	実現難易度・難 インパクト・大 ①夜勤者数の確保 ②看護ケアに費やす時間の確保

図2　マトリックス事例（WLB取り組みの優先順位）

をスタートすることにしました。また、それぞれの課題に対して次のようなスケジュールを立てました。

A．4カ月間の取り組み

①就業規則・WLB支援策の周知・睦会（職員互助会）の職員向け説明会の企画・実施、WLB推進状況の掲示

②病院のビジョン・ミッションについて方向性の話を聞く機会を設ける

③夜勤者の仮眠時間を確保できる体制づくり

B．1年間の取り組み

①病院のミッション・ビジョンの共有化

②福利厚生の基準を作成し、冊子をつくる

③看護ケアに費やす時間を増やすため業務内容の整理

④夜勤体制の見直しおよび勤務表作成基準の作成

C．3年間の取り組み

①小規模組織の特性を生かした柔軟・親切・きめ細やかなチーム医療の実践

②リリーフ体制の基準を作り可視化する

③時間単位の年次有給休暇制度を導入し、年休の有効活用

アクションプラン④WLB施策の実施

　WLBのひとつとして行った取り組みである看護業務の整理と移譲について、PDCA（図3）の流れに沿って詳しく紹介します。

1）現状分析

　インデックス調査で「あなたの部署では看護ケアに費やす時間を十分に取ることができる」の回答が「そう思う」「ややそう思う」を合わせても17.3％であったという結果を受け、現状の分析を開始しました。

　そもそも「看護ケア」とは何を指すのかについて、MECE（図4）を使って整理しました。そして、どのようなケアが不足していると感じているのかを探るため整理した項目をもとにシート（138ページ表6）を用いて業務量調査を行いました。結果を138ページ図5に示します。

　調査結果から、直接的看護業務は、オムツ交換・食事介助に費やす時間が圧倒的に長いこと。間接的看護業務は、申し送り・記録に時間が取られていること。診療の補助は、医師の指示受け業務に時間が取られていることがわかりました。これらのことから、当院の入院患者は日常生活自立度BCランクが9割を占めているため、食事・排泄などルーティンワークに時間がかかり、家族からの情報収集や患者カンファレンスなど、看護師でなければできない業務に費やす時間が取れていないことから「ケア時間が十分取れない」と感じていると考えました。そこで仮説思考を用いて、看護師でなくてもできる業務を看護師が行っていることが要因のひとつと考え、看護師でなくてもできる業務を他職種に移譲することとしました。

2）計画

　ロジックツリーを使って、看護業務を整理して委譲する内容を検討しました（139ページ図6）。

　一般病棟の看護補助者はオムツ交換・清拭等の直接的看護ケアは看護師とペアで実施し、ベッドメーキングや物品請求などの間接的看護ケアを看護補助者業務にしていましたが、看護補助者の業務拡大と増員および物品管理システムの変更を計画しました。

　看護補助者業務拡大にあたっては人材育成と確保が必要と考えました。

第3章　フレームワーク活用事例

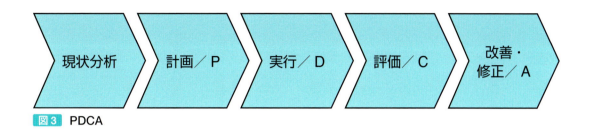

図3　PDCA

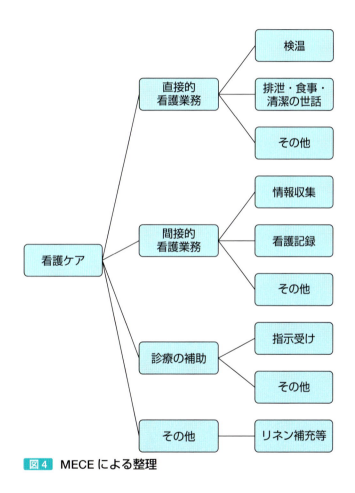

図4　MECE による整理

3）実行

A　看護補助者教育

　看護師のサポート的な役割であった看護補助者に直接ケアの一部を担ってもらうにあたって、看護補助者業務基準を再考しました。

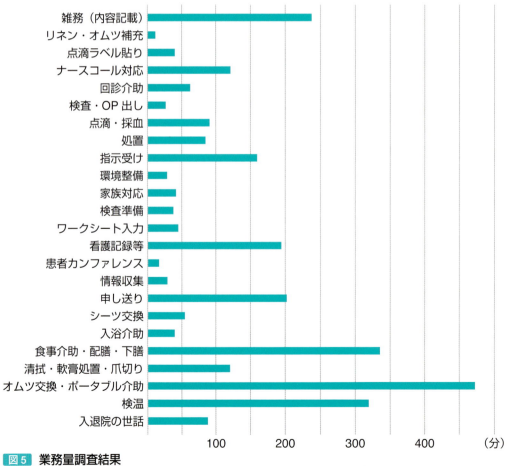

表6 業務量調査用のシート

図5 業務量調査結果

第3章　フレームワーク活用事例

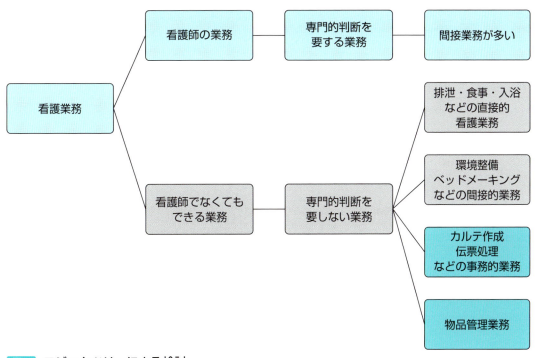

図6 ロジックツリーによる検討

　「看護補助者は看護師不足を補うものでなく、看護チームの構成メンバーとして重要な役割と責任を担うものである」ことを看護師にも看護補助者にも繰り返し伝えるとともに、看護補助者教育計画の見直しを実施しました。

　看護師とは教育背景が異なり、看護に関する基礎知識を持たない看護補助者を看護チームのメンバーとして育成していくにあたっては「経験だけで人は育たない」という「7：2：1の法則」のフレームを使って計画しました。経験が長い看護補助者には経験に根拠が持てる研修と技術確認のための演習を、経験のない新人看護補助者には歴史的背景を踏まえ、病院を知ってもらうことから始めました。

　そしてテーマ別の研修・演習の最後には参加者同士のフィードバックと上司の助言を組み込みました。また地域の看護管理者と協働して、病院内だけでなく地域の中小病院に勤務する看護補助者を対象に、看護補助者としての姿勢や役割・接遇・認知症ケアをテーマにした多施設合同研修を開催しました。

　終了後のアンケート調査から、地域の看護補助者との交流を通して自分の役

割は自施設だけでなく共通のものであることを理解してもらうことができました。地域合同の多施設合同看護補助者研修会は、現在も年に2回継続して実施しています。

B　看護補助者の確保

2010年3月に厚生労働省が「チーム医療の推進について（チーム医療推進の検討会報告書）」を取りまとめ、この中で医療関係職と看護補助者等の事務職員との効率的な協働に関する検討の必要性が示されました。さらに、社会保険診療報酬においても看護配置の低い病棟に対しての看護補助加算としての評価に加え、看護配置が高い病棟に対しても配置を評価する加算が新設されました。これらのことを踏まえ、看護職員の負担軽減を推進するために看護補助者の増員と確保が必要と考えました。

永年勤続者が多い当院では60歳前後の看護補助者が多く、定年退職者の増加が見込まれる状況でした。確保対策として、以下の2点を中心に考えました。
①WLBの取り組みで働きやすい職場づくり
②看護補助者が医療チームの一員として活躍できる体制づくり

具体的には、今いる看護補助者に研修を通して、看護補助者の役割が医療チームのなかでとても重要な役割に変化していることを伝え続けました。

また、それぞれのキャリアを支援していく体制として介護職員初任者研修、介護福祉士・看護師資格取得を希望する職員に対しての奨学金制度を導入しました。

C　物品管理システムの変更

各部署で使用する物品は各部署から請求していましたが、在庫管理ができる部署とできない部署があり、請求・確認・片づけに時間がかかる以外にもさまざまな問題がありました。

そこで、そもそも消耗品の補充や使用物品の補充を各部署で行う必要があるのかというゼロベースで検討した結果、定数を見直して不足分をサプライ担当のスタッフと業者が直接補充する仕組みに変更しました。

4）評価・修正

図7にインデックス調査の「あなたの部署は看護ケアに費やす時間を十分に取ることができる」の結果について、3年間の推移を示します。「そう思う」「ややそう思う」の総和は初年度の17.3％から3年後には49％まで上げることがで

第3章 フレームワーク活用事例

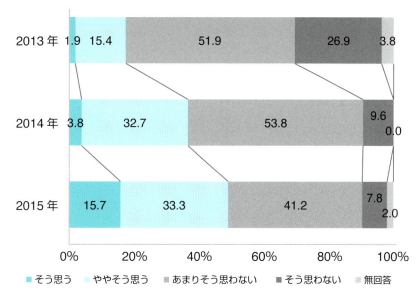

図7 「あなたの部署は看護ケアに費やす時間を十分に取ることができる」の結果

きました。

　取り組みを続けることで看護補助者の確保が進み、2012年度は15名だった看護補助者数が2018年度は22名となり、直接ケアを担う時間が増えたと考えます。また、看護補助者の増員によって看護補助加算の算定が可能となりました。

　他職種に委譲したケアの質が担保できるような仕組みを取り入れるとともに、看護師でなければできない教育や意思決定支援に費やす時間が増えているかどうかも検証していく必要があると考えています。

アクションプラン⑤評価と改善

　院長・看護部長がミッション・ビジョンについて話す機会を意識的に増やし、就業規則の説明会を複数回実施することで、将来への不安を持つ職員の割合は、WLBの取り組み前の60％から3年後には30％に減りました。

　また、看護補助者の増員とリリーフ体制の仕組みをつくったことで「定時で終えることのできる業務である」という項目は44％から80％に上昇しました。

　「夜勤のできるスタッフが少なく夜勤者が疲弊している」ことについては、夜勤業務を見直し夜勤者全員が交代で仮眠が取れるタイムスケジュールに変更すると

ともに、託児所の夜間利用ができる体制の整備や夜勤手当の見直しを行いました。

また、看護補助者教育体制の見直し、看護補助者確保対策の一環として導入したキャリア支援対策により、看護補助者対象の調査で、「現在の仕事は自分の能力を生かせる仕事である」と答えた者の割合は2013年の66.1％から2015年は85.5％となりました。

2018年度以降、キャリア支援制度を利用して看護師免許を取得した職員は1名、看護学校に進学している職員は4名、介護福祉士免許を取得した職員は2名です。この制度を利用したい入職希望者も年々増加しています。

WLBの取り組みによって「職員が辞めない職場」から「職員が働き続けたい職場」への一歩を踏み出せたと感じています。今後も継続してWLBに取り組み、小規模病院の特性を生かして職員全員が同じ方向に進める組織でありたいと思っています。

おわりに

ここまで、5年前から行っているWLBの取り組みをフレームワークを使って紹介しました。看護管理者は日常的にさまざまな問題や課題と向き合っています。この事例を紹介しながら、管理者が問題を解決するとき、過去の経験や勘に頼るのでなく思考を整理するフレームに当てはめて検討するようになれば、誰もが納得する解決方法を導き出せるのではないかと考えました。

これからも、問題に対して解決策がひらめいたときは、さまざまなフレームを使って検討し、使いこなせるよう努力していきたいと思います。

●参考文献

1) 田中智恵子ほか. デキる看護師の思考法―問題解決型スキルで看護現場を変革する. 東京, 日本医療企画, 2012, 297p.
2) 川口雅裕ほか. マネジメントの基本概念が図解でわかる 速習！看護管理者のためのフレームワーク思考53. ナーシングビジネス2015年秋季増刊. 2015, 144p.
3) 公益社団法人日本看護協会. 看護補助者活用推進のための看護管理者研修テキスト. 2013.
4) 永井則子. ナースの負担減のカギは業務移譲にあり―看護補助者"大活躍"ガイド. ナーシングビジネス2017年春季増刊. 2017, 176p.
5) 公益社団法人日本看護協会. 看護職のワーク・ライフ・バランス推進ガイドブック―多様な勤務形態による働き方の変革を目指して, 2016.

ナーシングビジネス 2019 年夏季増刊

思考を"可視化"して成果をあげる！
問題がみるみる解決する
実践！看護フレームワーク思考 Basic20 ＋活用事例

フレームワークさくいん

■ 英数
3C 分析　14
3M（ヒト・モノ・カネ）　34, 122
3P　92
4C 分析（マーケティングの 4C）　40
4P 分析（マーケティングの 4P）　38
4 つの指導スタイル　67
5S　78, 100
5W1H　46, 61, 102
6W1H　86
7：2：1 の法則　70, 139
7S　32
8 つのキャリアアンカー　74, 119
AIDMA　42
AISAS　44
CS／CE 分析　96
FABE　118, 131
KPT　72
MECE　136
mSHELL モデル　82
PDCA　48, 55, 79, 121, 122, 124, 126, 136
PEST 分析　12, 57
P-mSHELL モデル　82
RCA 分析　79, 81, 86
SBAR　79, 89, 93
Skill-Will マトリクス　66, 111
SMART の法則　105
STP 分析　36, 57
SWOT 分析　24, 62, 122
TOWS 分析　26, 62
VRIO　18
Will・Can・Must　72, 126
Win-Win　95

■ あ
アンゾフの成長マトリクス　20
オズボーンのチェックリスト　114

■ か
看護過程　121
ギャップ分析　54
クリニカルラダー　75
研修効果の 4 段階測定　68
研修の 4：2：4 の法則　69
細かい・うるさい・しつこい　79, 106

■ さ
叱る／ほめる　112
時代効果・加齢効果・世代効果　110
ゼロベース思考　92, 129

■ た
鳥の目・虫の目・魚の目　57, 103, 131

■ は
ハインリッヒの法則　79, 85
バリュー・チェーン分析　16
ビジネスモデルキャンバス　28, 79
ヒューマンエラーの 5M　79
ファイブ・フォース分析　22
不正のトライアングル　84
ブレーンストーミングの 4 原則　75, 134
プロダクトポートフォリオマネジメント（PPM）　30
ホーキンズの SHELL モデル　79, 81

■ ま
マインドマップ　54
ミッション・ビジョン・バリュー　66

■ ら
リポートとラポート　93
ロジックツリー　10, 54, 94, 136

●読者のみなさまへ●
このたびは、本増刊をご購読いただき、誠にありがとうございました。ナーシングビジネス編集室では、今後も皆さまのお役に立つ増刊の刊行を目指してまいります。つきましては、本書に関するご感想・ご提案などがございましたら当編集室（nbusiness@medica.co.jp）までお寄せくださいますよう、お願い申し上げます。

Nursing BUSINESS　2019年夏季増刊（通巻179号）

問題がみるみる解決する
実践！　看護フレームワーク思考　Basic20＋活用事例

2019年7月15日発行

定価（本体2,800円＋税）

ISBN978-4-8404-6789-6
乱丁・落丁がありましたらお取り替えいたします。
無断転載を禁ず。

Printed and bound in Japan

編著　川口雅裕　髙須久美子
発行人　長谷川素美
編集担当　永坂朋子／横井むつみ
編集協力　株式会社とみにん
本文イラスト　岡澤香寿美
本文デザイン・DTP　三報社印刷株式会社
表紙デザイン　株式会社イオック

発行所　株式会社メディカ出版
〒532-8588　大阪市淀川区宮原3-4-30
ニッセイ新大阪ビル16F
編集　TEL 03-5777-2288
お客様センター　TEL 0120-276-591

広告窓口／総広告代理店　株式会社メディカ・アド
TEL 03-5776-1853

URL https://www.medica.co.jp
E-mail nbusiness@medica.co.jp
印刷製本　三報社印刷株式会社

●本誌に掲載する著作物の複製権・翻訳権・翻案権・上映権・譲渡権・公衆送信権（送信可能化権を含む）は株式会社メディカ出版が保有します。
●JCOPY　〈（社）出版者著作権管理機構　委託出版物〉
本書の無断複写は著作権法上での例外を除き禁じられています。複写される場合は、そのつど事前に、（社）出版者著作権管理機構（電話03-5244-5088、FAX 03-5244-5089、e-mail:info@jcopy.or.jp）の許諾を得てください。